JESSE J. ANDERSON

DER ADHS-SURVIVAL GUIDE

JESSE J. ANDERSON

DER ADHS SURVIVAL GUIDE

40 einfache Strategien für einen produktiven Alltag

Aus dem Englischen von Stefanie Schäfer

BELTZ

FSC
www.fsc.org
MIX
Papier | Fördert gute Waldnutzung
FSC® C089473

Dieses Buch ist erhältlich als:
ISBN 978-3-407-86909-8 Print
ISBN 978-3-407-86910-4 E-Book (EPUB)

2. Auflage 2026

Werderstraße 10, 69469 Weinheim
service@beltz.de

This translation of EXTRA FOCUS: The Quick Start Guide to Adult ADHD is published by arrangement with Jesse J. Anderson

Illustration: Nate Kadlac
Lektorat: Bettina Brinkmann
Umschlaggestaltung: FAVORITBUERO, München

Herstellung und Layout: Sarah Veith
Satz: Publikations Atelier, Weiterstadt
Druck und Bindung: Beltz Grafische Betriebe, Bad Langensalza
Beltz Grafische Betriebe ist ein Unternehmen mit finanziellem Klimabeitrag (ID 15985-2104-1001).
Printed in Germany

Weitere Informationen zu unseren Autor:innen und Titeln finden Sie unter: www.beltz.de

Für alle,
denen man eingeredet hat,
sie wären bloß faul.

Inhalt

Vorwort

Die Aufmerksamkeitsdefizit-Hyperaktivitätsstörung, kurz ADHS, ist die häufigste psychische Störung im Kindesalter. Etwa 5 % der Kinder sind betroffen.[1] Bei über der Hälfte der Betroffenen bestehen die Symptome auch im Erwachsenenalter fort. Je präsenter das Thema ADHS in den Medien ist, umso mehr erwachsene Menschen stellen sich die Frage, ob sie selbst betroffen sein könnten.

Für viele beginnt damit ein langer Weg auf der Suche nach Antworten. Die steigende Nachfrage nach ärztlicher und psychotherapeutischer ADHS-Diagnostik trifft auf ein sehr geringes Angebot, sodass die Klärung der Frage »Hab ich es oder hab ich es nicht?« zu einer zeitintensiven und nervenaufreibenden Angelegenheit werden kann. Darüber hinaus müssen sich die Betroffenen mit den üblichen Vorurteilen herumschlagen: Warum will er oder sie überhaupt so unbedingt eine ADHS-Diagnose? Sucht da jemand nach einer Ausrede für alles, was er oder sie nicht hinbekommt?

Natürlich suchen Menschen mit ADHS nach Erklärungen für ihre Erfahrungen und ihr bisheriges Leben. Warum klappt diese Aufgabe, jene aber nicht? Warum bin ich heute fokussiert, war es gestern aber nicht? Warum komme ich immer zu spät, obwohl es mir so peinlich ist? Warum brauche ich immer eine Fristverlängerung? Die Liste an Fragen lässt sich beliebig fortsetzen. Es ist aber nicht so, dass sich Betroffene damit zufriedengeben können, mit der Diagnose eine Erklärung zu erhalten. Warum sollten sie sich damit abfinden? Die Probleme lösen sich mit dem Erhalt einer ADHS-Diagnose ja leider nicht einfach in Luft auf. Und auch die Möglichkeit, eine Behandlung mit Medikamenten zu beginnen, ist nicht für alle attraktiv oder geeignet.

Und so stellt sich, nachdem die Diagnose endlich da ist, eigentlich immer die Frage: Wie geht es jetzt weiter? Was kann ich tun, um besser zurechtzukommen? Wer kann mich dabei unterstützen?

Und da gibt es ein Problem: Die Zahl der Therapieplätze reicht bei Weitem nicht aus, um den Bedarf zu decken. Viele Betroffene, die professionelle Hilfe suchen, sehen sich mit monatelangen Wartezeiten oder sogar der vollständigen Abwesenheit passender Angebote konfrontiert. Das kann sehr entmutigend sein. Die anfängliche Erleichterung, das eigene Anderssein zu verstehen, schlägt oft in Frustration um, sobald erkennbar wird, dass die Probleme im Alltag dieselben bleiben wie vor der Diagnose.

Der Autor dieses Buches, Jesse J. Anderson, in den sozialen Medien auch bekannt als »ADHDJesse«, befand sich selbst in dieser Situation. Nachdem er im Erwachsenenalter seine ADHS-Diagnose erhalten hat, hatte er erhebliche Schwierigkeiten, professionelle Unterstützung zu erhalten.

Vorhandene Informationen und Angebote richteten sich allenfalls an Kinder mit ADHS. Gut gemeinte Ratschläge von schlecht informierten Ärzt:innen führten in seinem Fall zu Verärgerung und zu dem Entschluss, die Sache selbst in die Hand zu nehmen. Also wurde er zum Experten für sein eigenes Gehirn. In diesem Buch teilt er seine Erkenntnisse und Strategien mit anderen Betroffenen. Es ist deutlich spürbar, dass hier nicht jemand *über* Menschen mit ADHS schreibt, sondern jemand, der selbst einen ADHS-Alltag lebt, seine ganz persönlichen Erfahrungen auf Augenhöhe teilt. Ich kann das Buch deshalb besonders Leser:innen empfehlen, bei denen andere Ratgeber vor Ärger über »gut gemeinte Ratschläge von Fachpersonen« durch den Raum geflogen sind.

Die Übersetzung dieses Buches füllt eine echte Lücke im deutschsprachigen ADHS-Ratgeber-Segment, das bislang recht theorielastig daherkommt und den Fokus mehr auf die Frage nach dem »Habe ich es?« legt als auf das »Was mache ich nun damit?«. Hier geht es nämlich direkt praktisch zur Sache. Jesse J. Anderson verzichtet auf überbordende Theorie und macht es Leser:innen mit ADHS durch seinen unterhaltsamen und humorvollen Erzählstil leicht, bei der Sache zu bleiben.

Natürlich ersetzt dieses Buch keine Therapie. Aber es kann ein Wegweiser und Begleiter sein, wenn professionelle Hilfe schwer zugänglich ist oder eine längere Wartezeit überbrückt werden muss. Die Strategien, die Jesse J. Anderson beschreibt, sind darauf ausgerichtet, direkt in den Alltag integriert zu werden: von Tipps zur besseren Organisation und Zeitplanung über Techniken zur Stressbewältigung bis hin zu einfachen Übungen, die dabei helfen, Impulse zu kontrollieren und sich selbst besser zu verstehen.

Jede Idee ist darauf ausgelegt, möglichst niederschwellig umsetzbar zu sein – ohne die Erwartung zu wecken, dass es *die eine* Strategie gäbe, die von jetzt an immer funktionieren wird. Anderson ermutigt, zu experimentieren und die eigenen Strategien und Werkzeuge bei Bedarf immer wieder zu verändern.

Ein weiterer wertvoller Aspekt ist, dass es die einzigartigen Stärken von Menschen mit ADHS in den Fokus rückt. Es geht nicht nur darum, Probleme zu lösen, sondern auch darum, das Potenzial zu erkennen, das in einem neurodivergenten Gehirn steckt. Anderson zeigt auf, wie Kreativität, Innovation und eine besondere Art der Wahrnehmung zu Ressourcen werden können, die es zu nutzen gilt – sei es beruflich, in der Familie oder im Alltag.

Als praktisch tätige Psychiaterin freut es mich sehr, neu diagnostizierten Patient:innen diesen Ratgeber an die Hand geben zu können. Es ist ein einfühlsamer Begleiter und alltagsnaher Werkzeugkasten, der Mut macht, die Kontrolle über das eigene Chaos, die eigenen Gefühle und das weitere Leben zu übernehmen.

Ismene Ditrich, Fachärztin für Psychiatrie und Psychotherapie und Co-Autorin von *Die Welt der Mädchen und Frauen mit AD(H)S.*

Einführung

Mit sechsunddreißig erfuhr ich, dass ich an einer Aufmerksamkeitsdefizit-Hyperaktivitätsstörung litt, besser bekannt als ADHS.

Mein Freund Brian (Name geändert) war einige Monate vor mir diagnostiziert worden. Als sich unsere Frauen eines Tages darüber unterhielten, stellte meine Frau fest, dass seine Symptome auch mich ganz gut beschrieben.

Sie riet mir, mal darüber nachzudenken, aber ich weigerte mich und beharrte darauf, dass ich unmöglich ADHS haben könne. »Ich habe keine Probleme, mich auf etwas zu konzentrieren, was mich interessiert«, erwiderte ich. Da ich glaubte, bereits zu wissen, was ADHS ist, nahm ich an, dass Menschen mit ADHS ganz allgemein an Konzentrationsproblemen leiden.

Unser Gespräch ging mir jedoch nicht mehr aus dem Kopf, und schließlich begann ich doch, mich mit ADHS auseinanderzusetzen, um herauszufinden, ob ich an mir die gleichen Symptome entdeckte wie meine Frau. Gründliche Recherchen sind außerdem ganz mein Ding.

Schnell fand ich heraus, dass Menschen mit ADHS normalerweise kein Problem damit haben, sich auf etwas zu konzentrieren, was sie interessiert. Tatsächlich ist Hyperfokus ein häufiges Symptom von ADHS. Das bedeutet, dass man sich so intensiv auf etwas Interessantes konzentriert, dass man alles andere ausblendet.

Hmm. Das kam mir bekannt vor.

Ich hatte ADHS bislang mit hyperaktiven Jungs assoziiert, die nicht still sitzen oder sich nicht länger als zwei Sekunden konzentrieren können. Mit Kindern, die über Tische und Stühle springen und sich nicht bändigen lassen.

Aber diese Version von ADHS traf nicht auf mich zu, daher ging ich davon aus, dass ich nicht betroffen war.

Als ich mich jedoch weiter in das Thema ADHS vertiefte, erkannte ich mich in zahlreichen Beschreibungen wieder. Viele meiner »Persönlichkeitsmerkmale« traten tatsächlich gehäuft bei Menschen mit ADHS auf:

- Es fällt mir schwer, mich zu motivieren.
- Ich fange dauernd neue Hobbys an, nur um sie kurze Zeit später wieder aufzugeben.
- Ich komme immer und überall zu spät, egal, wie sehr ich mich bemühe, pünktlich zu sein.
- Ich lasse mich ständig von neuen und interessanten Dingen ablenken.
- Ich vergesse häufig kleine, aber wichtige Details.
- Ich reagiere extrem empfindlich auf Zurückweisung.
- Langeweile ist für mich eine Qual.
- Meine Emotionen sind oft intensiv und unkontrollierbar.
- Ich schiebe alles vor mir her, was nicht unmittelbar befriedigend oder amüsant ist.

Es stellte sich heraus, dass ich nicht die geringste Ahnung hatte, was ADHS eigentlich ist. Je mehr ich las, desto klarer wurde mir, dass

ADHS der fehlende Schlüssel war, um zu verstehen, warum mein Gehirn auf seine spezielle Art und Weise funktioniert.

Es war der Grund, warum meine Lehrerinnen und Lehrer immer gesagt hatten, ich sei »begabt«, schöpfe aber mein Potenzial nicht aus, oder sie hätten mich zwar gerne in der Klasse, aber ich würde »mir selbst im Weg stehen«. Deswegen hatte man mich in meiner Kindheit als faul, verrückt, weltfremd, dumm, egoistisch und so weiter bezeichnet, was im Jugendalter absolut katastrophal ist. Erwachsene und Autoritätspersonen griffen zu diesen Ausdrücken, um mein Verhalten zu beschreiben, als wäre mein Handeln ein vorsätzlicher Akt des Ungehorsams gewesen.

Aber ich identifizierte mich nicht mit diesen Bezeichnungen. Sie beschrieben nicht die Person, als die ich mich betrachtete.

Ich schämte mich oft für die Art und Weise, wie mein Gehirn funktionierte und dafür, dass meine Handlungen nie mit meinen Absichten übereinzustimmen schienen. Aber ich wusste nicht, was ich dagegen tun sollte. Fragen wie »Was hast du dir bloß dabei gedacht?!« und »Was ist los mit dir?!« begleiteten mich mein Leben lang, und ehrlich gesagt fiel mir darauf keine plausible Antwort ein.

Als Kind hatte ich nur gute Absichten. Ich wollte, dass meine Freunde mich mochten, ich wollte meinen Eltern und Lehrer:innen gefallen, und ich wollte gut in der Schule sein.

Als Erwachsener war es dasselbe Lied. Ich wollte gute Arbeit leisten. Ich wollte, dass meine Kolleg:innen und Mitarbeitenden mich mochten, ich wollte meinen Eltern und meinen Vorgesetzten imponieren, ich wollte Großes leisten und viel bewirken.

Und manchmal gelang mir das auch! Irgendetwas in mir wurde freigeschaltet, und ich war extrem produktiv. Ich beeindruckte andere mit kreativen oder einzigartigen Ansätzen zur Lösung eines Problems oder erledigte die Arbeit einer ganzen Woche an einem einzigen Samstagnachmittag.

Aber meistens saß ich stunden- oder sogar tagelang an ein und demselben Problem und kam keinen Schritt weiter. Ich drückte mich vor einfachen Aufgaben und schrie zugleich meinen Verstand an: »Mach es doch einfach!« Unweigerlich fragte ich mich am Ende jedes Tages, wo die Zeit geblieben war und warum so viele Aufgaben noch nicht erledigt waren.

Inzwischen weiß ich, dass ich immer wieder in solche Schwierigkeiten geriet, weil ich eine andere Art von Gehirn habe als die meisten – ein Gehirn mit ADHS. Lange Zeit wusste ich nicht, wie dieses Gehirn funktionierte, was es motivierte oder warum ich mich nicht auf Dinge konzentrieren konnte, die extrem wichtig waren (auch wenn sie langweilig waren). Ich verstand nicht, warum meine Handlungen so oft meinen eigenen Absichten zuwiderliefen. Warum ich scheinbar gegen mich selbst arbeitete.

Nachdem bei mir ADHS diagnostiziert worden war, lernte ich eine Menge darüber, wie mein Gehirn funktioniert. Und je mehr ich erfuhr, desto mehr wurde mir klar, warum mich so vieles in meinem Leben vor eine Herausforderung stellte.

Diese Erkenntnis löste oder entschuldigte keine der Schwierigkeiten, mit denen ich oft konfrontiert war, aber sie bot mir eine Erklärung dafür, warum mein Gehirn auf diese spezielle Art und Weise funktionierte. Warum meine spontanen Reaktionen mich oft in

Schwierigkeiten brachten. Warum es bei mir nicht klappte, mich einfach noch mehr anzustrengen. Warum es immer hieß, ich hätte »so viel Potenzial«, das ich aber irgendwie nie ausschöpfen konnte.

Dieses Wissen erlaubte es mir jedoch, mir selbst in den Bereichen zu vergeben, in denen ich den Standards anderer Menschen – und meinen eigenen – nicht gerecht wurde. Es vermittelte mir eine neue Perspektive auf die Funktionsweise meines Gehirns und half mir ganz entscheidend dabei, ein besseres Leben zu führen.

Vor allem aber gab es mir Hoffnung. Ich wusste jetzt, dass mein Gehirn anders funktionierte als die meisten anderen, was mich dazu brachte, nach Methoden zu suchen, die mir halfen, meine Herausforderungen zu minimieren und meine einzigartigen Stärken zu nutzen. Ja, mein Leben mag anders verlaufen als das anderer, aber es muss deswegen nicht weniger bereichernd sein.

Wenn du noch nicht viel über ADHS weißt, hilft dir dieser Survival-Guide dabei, deine Kenntnisse zu vertiefen und zu lernen, wie du mit ADHS im Erwachsenenalter erfolgreich sein kannst. Wenn du bereits mit den Besonderheiten von ADHS vertraut bist, wird dir einiges bekannt vorkommen, aber dir werden auch neue Erkenntnisse und Strategien vermittelt, die dich dabei unterstützen werden, dein Wissen in die Praxis umzusetzen.

Wo auch immer du stehst, dieser Guide wird dir helfen, das Leben mit ADHS aus einer neuen Perspektive zu betrachten. Du lernst praktische Motivationsstrategien kennen, die auf dein Gehirn abgestimmt sind. Du wirst verstehen – vielleicht zum allerersten Mal –, warum dein Gehirn so funktioniert, wie es funktioniert, und wie du mit deinen Voraussetzungen erfolgreich sein kannst.

Das Beste daran ist, dass es dir helfen wird, als erwachsene Person mit ADHS ein weniger stressiges und ein erfüllteres Leben zu führen.

Bist du bereit, loszulegen? Du schaffst das!

ADHS-DENKEN ENTRÄTSELN

Was ist ADHS?

ADHS hat ein PR-Problem: Die meisten Leute haben davon gehört, aber die wenigsten wissen wirklich, was es ist. Die Verwirrung beginnt schon bei der Bezeichnung.

ADHS ist ein unglücklicher Begriff.

Zunächst einmal ist »Aufmerksamkeitsdefizit-Hyperaktivitätsstörung« mit einer Menge negativer Konnotationen befrachtet. Anstatt dazu beizutragen, die vielen Mythen über ADHS aus dem Weg zu räumen, erhält die Bezeichnung viele davon am Leben. Sie ist verwirrend und irreführend.

Als du sie gehört hast, hast du möglicherweise gedacht: »Ich kann kein ADHS haben, ich bin nicht hyperaktiv!« Oder: »Ich kann kein ADHS haben, ich kann mich gut genug auf das konzentrieren, was mich interessiert.« Wie ich bereits erwähnt habe, wäre es mir den größten Teil meines Lebens nie in den Sinn gekommen, dass ich ADHS haben könnte. Wenn die Bezeichnung zutreffender wäre, hätte man dann bei mir früher eine Diagnose stellen können? Diese Möglichkeit ist definitiv nicht auszuschließen.

Nehmen wir uns einen Moment Zeit, um die Bezeichnung genauer zu entschlüsseln.

Aufmerksamkeitsdefizit

Diejenigen von uns, die an ADHS leiden, haben eigentlich kein Aufmerksamkeitsdefizit. Ganz im Gegenteil – wir haben ein Übermaß davon! Wir achten oft auf alles gleichzeitig, und zwar in einem Maße, dass wir manchmal den Überblick über das Wesentliche verlieren.

Wir werden ständig von eingehenden Signalen bombardiert und schenken allem, was wir um uns herum sehen und hören, so viel Aufmerksamkeit, dass wir die Datenflut nicht regulieren können, um uns auf das zu konzentrieren, was eigentlich wichtig ist.

Die Dinge, die im Vordergrund stehen sollten (die Person, die mit uns spricht, das Projekt, an dem wir arbeiten, die Signale, die unser Körper uns sendet, damit wir essen, trinken oder auf die Toilette gehen), gehen oft im Lärm unter.

Anstatt Menschen mit ADHS als Personen mit einem Aufmerksamkeits*defizit* zu bezeichnen, wäre es weitaus zutreffender zu sagen, dass sie unter einer *Dysregulation* ihrer Aufmerksamkeit leiden.

Wenn alles um einen herum nach Aufmerksamkeit schreit, ist es schwierig, diese zu regulieren und eine Stimme aus dem Lärm herauszupicken.

Hyperaktivität

Während manche Menschen mit ADHS auffallend hyperaktiv sind, sind viele es nicht. Dies gilt insbesondere für Frauen. Diese zeigen seltener Symptome von Hyperaktivität, zumindest nach außen hin.[2] Viele Menschen glauben, dass sie nicht an ADHS leiden können, weil sie davon ausgehen, dass äußere Hyperaktivität ein zwingendes Symptom ist. Wer kann es ihnen verübeln – schließlich ist es im Namen enthalten!

Aber Hyperaktivität ist nur eine Möglichkeit, wie sich ADHS äußern kann. Manche Menschen mit ADHS sagen, dass sie Hyperaktivität eher im Inneren ihres Gehirns erleben, auch wenn sie von außen vollkommen ruhig wirken.

Vielleicht redest du unheimlich schnell, oder du gehörst zu den Leuten, die beim Sitzen zappeln, kritzeln oder mit dem Bein wippen – lauter Möglichkeiten, diese innere Hyperaktivität auszuleben. Vielleicht hast du das Gefühl, dass dein Gehirn ständig auf Hochtouren arbeitet, 47 Ideen gleichzeitig jongliert, immer einem neuen Gedanken nachjagt und dann noch einem und noch einem. Aber diese Gefühle sind äußerlich nicht sichtbar.

Du »siehst« nicht hyperaktiv »aus«, sodass die Bezeichnung nicht auf dich zuzutreffen scheint.

Störung

Wörter wie Störung, Behinderung und Defizit haben oft eine negative und stigmatisierende Konnotation. Dies liegt hauptsächlich am Ableismus – dem gesellschaftlichen Vorurteil, das »Behinderung« und verwandte Wörter als etwas Unerwünschtes betrachtet.

Aus diesem Grund entscheiden sich viele für eine positivere oder mehr auf Stärken basierende Ausdrucksweise. Beispielsweise könnte man ADHS als eine »Gehirn*besonderheit*« anstatt als »Störung« bezeichnen.

Da es ein heikles Thema ist, betrachten wir es mal von beiden Seiten.

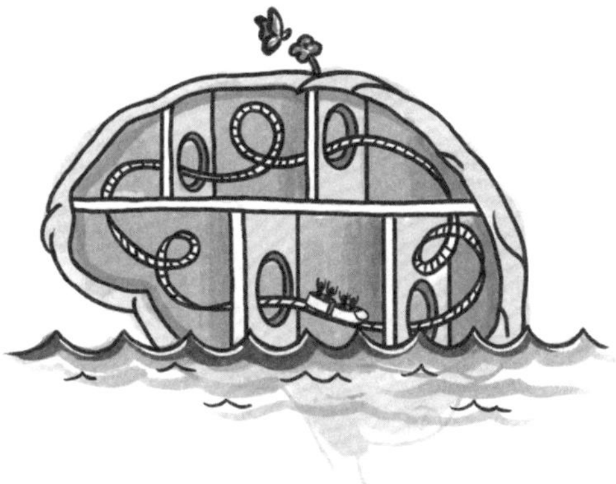

Einerseits sehen manche ihr ADHS als eine Superkraft an, indem sie sich auf die unterschiedliche Funktionsweise ihres Gehirns einlassen und die Unterschiede als Stärke annehmen. Im richtigen Kontext können sich einige Merkmale von ADHS durchaus wie eine Superkraft anfühlen!

Menschen mit ADHS können aufblühen und zu großartigen Leistungen fähig sein, wenn sie in einem Bereich arbeiten, in dem Kreativität oder schnelle Arbeit unter Druck erforderlich sind, insbesondere in Branchen wie Unterhaltung, Rettungswesen, Marketing, Unternehmertum, Softwareentwicklung, Journalismus usw.

In manchen Fällen habe auch ich die einzigartige Art und Weise, wie mein Gehirn funktioniert, als Stärke empfunden.

In eiligen Krisensituationen laufe ich zur Höchstform auf! Du brauchst ein paar kreative neue Ideen? Ich bin genau der Richtige!

Wenn du jedoch jemanden suchst, der Stundenzettel korrekt ausfüllt oder Spesenabrechnungen rechtzeitig einreicht, solltest du dich besser nach jemand anderem umsehen. Nicht nur, weil ich diese Art von Arbeit hasse (und zwar inbrünstig), sondern auch, weil sie mir buchstäblich unmöglich ist. Mein Gehirn funktioniert nicht auf die gleiche Art und Weise wie das der meisten anderen Menschen, was es besonders schwierig macht, bestimmte Arten von Aufgaben zu erledigen.

In Zeiten, in denen mir mein ADHS-Gehirn eher hinderlich als nützlich ist, erscheint es mir sinnvoll, dass seine besondere Funktionsweise als »Störung« bezeichnet wird. Der Ausdruck mag negativ konnotiert sein, aber ich meine es neutral und sachlich.

Im Endeffekt fällt es mir schwerer, zu funktionieren oder einen Beruf erfolgreich auszuüben, als es für jemanden mit einem gängigen Gehirntyp der Fall wäre.

Die drei ADHS-Typen

Da ADHS bei verschiedenen Menschen unterschiedlich ausgeprägt ist, werden in der Medizin Kategorien, sogenannte Typen verwendet, um Menschen mit ADHS, die ähnliche Symptome aufweisen, zu gruppieren. Dies kann bei der Diagnose und der Erstellung effektiverer Behandlungspläne hilfreich sein.

Es gibt drei verschiedene Typen von ADHS: überwiegend unaufmerksam, überwiegend hyperaktiv-impulsiv oder eine Kombination daraus.[3] Diese Bezeichnungen stammen aus dem auch in Europa anerkannten *Diagnostic and Statistical Manual of Mental Disorders* (DSM), dem standardisierten Nachschlagewerk, das von Fachleuten für psychische Gesundheit in den USA entwickelt wurde.

Die erste Auflage des DSM wurde 1952 veröffentlicht, die neueste Auflage, DSM-5-TR, im Jahr 2022. Da das DSM das maßgebliche Handbuch für die Bereiche Psychologie und Psychiatrie ist, bietet es Fachleuten eine gemeinsame Basis für die Diagnose von ADHS und eine Liste von Symptomen für jede Ausprägung.

ADHS-Symptome

Die folgende Liste von Symptomen für jeden Typ ist nicht zur Selbstdiagnose gedacht, aber es kann nützlich sein, zu wissen, wonach Ärzt:innen und medizinisches Fachpersonal suchen könnten (und unter welchen Typ du möglicherweise fällst).

Hier sind also die Symptome für jeden Typ, basierend auf den Definitionen im DSM-5-TR. (Sie wurden zur besseren Verständlichkeit leicht überarbeitet.)

VORWIEGEND UNAUFMERKSAMER TYP

- ☐ achtet nicht gen au auf Einzelheiten oder macht Flüchtigkeitsfehler
- ☐ hat Schwierigkeiten, seine Aufmerksamkeit über längere Zeit aufrechtzuerhalten
- ☐ scheint oft nicht zuzuhören, wenn direkt angesprochen
- ☐ folgt Anweisungen oft nicht vollständig
- ☐ hat Schwierigkeiten, Aufgaben und Aktivitäten zu organisieren
- ☐ vermeidet, verweigert oder sträubt sich gegen Aufgaben, die längere geistige Anstrengung erfordern
- ☐ verliert oft Gegenstände, die für Aufgaben oder Aktivitäten nötig sind
- ☐ lässt sich leicht ablenken
- ☐ ist vergesslich bei täglichen Aktivitäten

VORWIEGEND HYPERAKTIV-IMPULSIVER TYP

- ☐ hampelt mit Händen oder Füßen, schlägt mit ihnen den Takt oder windet sich auf dem Sitz
- ☐ verlässt den Sitzplatz in Situationen, in denen Sitzenbleiben erwartet wird
- ☐ läuft herum oder klettert in unpassenden Situationen (bei Jugendlichen oder Erwachsenen reicht hier ein subjektives Gefühl der Unruhe)
- ☐ ist oft nicht in der Lage, ruhig zu spielen oder an Freizeitaktivitäten ruhig teilzunehmen (z. B. fernsehen)
- ☐ ist oft »auf dem Sprung« oder handelt »wie getrieben«
- ☐ redet übermäßig viel
- ☐ platzt mit einer Antwort heraus, bevor die Frage fertig gestellt ist
- ☐ kann nur schwer warten, bis er/sie an der Reihe ist
- ☐ unterbricht oder stört andere häufig

MISCHTYP

- ☐ erfüllt die Kriterien für den unaufmerksamen und den hyperaktiv-impulsiven Typ

Kenne deinen Typ

Laut DSM-5-TR liegt bei Erwachsenen eine ADHS-Diagnose vor, wenn fünf oder mehr Symptome des unaufmerksamen oder hyperaktiv-impulsiven Typs oder fünf oder mehr von beiden (Mischtyp) vorliegen. Für eine Diagnose bei Kindern müssen sechs oder mehr Symptome vorhanden sein.

Außerdem müssen deine Symptome oder Verhaltensweisen sechs oder mehr Monate lang angedauert haben, in zwei oder mehr Umgebungen (zu Hause, bei der Arbeit, in der Schule usw.) aufgetreten sein, und einige Symptome sollten sich bereits vor dem zwölften Lebensjahr gezeigt haben.

Wichtig ist, dass sich der Typ ändern kann; daher spricht man von ADHS-Typen und nicht von Arten. Damit lässt sich eingrenzen, wie sich dein ADHS derzeit äußert, das heißt, welche deiner Symptome am deutlichsten hervortreten.

Beispielsweise kann eine Person, die als Kind überwiegend hyperaktiv-impulsiv war, mit der Zeit ausgeglichener werden, wodurch sie im Erwachsenenalter zum Mischtyp oder unaufmerksamen Typ gezählt würde. Die Diagnose ändert sich dadurch nicht – es ist weiterhin ADHS. Aber die Art und Weise, wie es sich äußert, hat sich geändert.

Was das DSM-5 nicht abdeckt[4]

Die Symptomlisten im DSM ermöglichen es medizinischen Fachkräften, ADHS zu diagnostizieren, und sie können für Laien hilfreich sein, um einige der leichter erkennbaren Anzeichen von ADHS zu verstehen. Aber es fehlen zahlreiche wichtige Nuancen, um wirklich erfassen zu können, wie es ist, mit ADHS zu leben.

Beispielsweise gehen die Listen nicht auf Themen wie Motivation, Hyperfokus, emotionale Dysregulation, Empfindlichkeit gegenüber Zurückweisung, Zeitmanagement und Gedächtnisdefizite ein. Wie du in den folgenden Abschnitten erfahren wirst, steckt hinter ADHS viel mehr als im DSM-5 beschrieben.

Aufmerksamkeitsmanagement

Ich sitze in einem Café und arbeite an meinem Laptop, als eine alte Freundin hereinkommt.

Sie bemerkt mich und kommt herüber, um Hallo zu sagen. Ich lasse meinen Bildschirm kurz aus den Augen, um sie zu begrüßen, und wir kommen ins Gespräch.

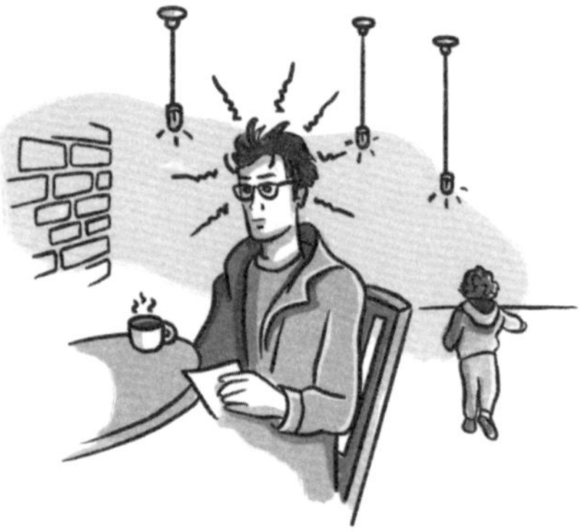

Nachdem wir ein paar Minuten lang geplaudert haben, lässt meine Aufmerksamkeit allmählich nach. Meine Freundin redet immer noch, aber ich denke an das Projekt, an dem ich auf dem Laptop arbeite. Außerdem hat sich ein Kind in der Nähe gerade den Kopf gestoßen und schaut sich um, um zu überprüfen, ob es anfangen sollte zu weinen. Ein Barista beschwert sich bei einem Kollegen über einen Strafzettel wegen zu schnellen Fahrens.

Und trennt sich das Paar, das am Fenster sitzt, etwa gerade?

Dann frage ich mich, ob die Backsteinwand in der Ecke aus echten Ziegeln besteht oder nur so eine Verkleidung ist. Wenn sie unecht ist, ist es eine gute Fälschung. Wie sie wohl in meinem Büro aussehen würde? Eine Backsteinwand im Büro – das wäre cool!

Plötzlich fällt mir auf, dass meine Freundin schweigt und beleidigt aussieht.

Was ist passiert?

Obwohl ich wusste, dass es wichtig war, mich auf das Gespräch zu konzentrieren, ist meine Aufmerksamkeit abgedriftet. Dabei wollte ich aufmerksam sein! Ich schätze meine Freunde und würde ihnen niemals absichtlich das Gefühl vermitteln, dass sie nur Nebensache sind. Aber irgendwann konnte mein Gehirn die viele anderen interessanten Dinge in meiner Umgebung einfach nicht länger ignorieren.

Ich merkte nicht einmal, dass ich abgelenkt war, bis es zu spät war.

Dein Aufmerksamkeitsassistent

Zu jedem x-beliebigen Zeitpunkt nimmt dein Gehirn eine riesige Menge an Informationen auf.

Um diesen vielen eingehenden Daten Sinn zu verleihen, führt dein Gehirn in Sekundenbruchteilen Berechnungen durch, um zu entscheiden, welche Informationen wichtig sind und welche ignoriert werden können. Es ist fast so, als hätte dein Gehirn einen Aufmerksamkeitsassistenten, der alle Signale um dich herum sammelt und sortiert.

Als ich in diesem Café saß, hat mein Aufmerksamkeitsassistent außer der Stimme meiner Freundin Folgendes wahrgenommen:

- die Geräusche der Gespräche um uns herum
- den süßen Duft meines Karamell-Macchiatos und der gerösteten Kaffeebohnen
- den Anblick des Kindes, das sich den Kopf gestoßen hat
- das Gefühl meiner Finger, die noch auf der Tastatur ruhten
- und hundert weitere Dinge, die um mich herum geschahen

Der Aufmerksamkeitsassistent nimmt all diese Informationen auf und teilt deinem Bewusstsein mit, worauf es achten soll.

Bei Menschen ohne ADHS sortiert der Aufmerksamkeitsassistent diesen Datenberg und entscheidet, was wichtig ist und was nicht.

Dann liefert er einen schönen, sortierten Stapel der wichtigsten Informationen an den Schreibtisch deines Bewusstseins.

Sämtliche Ablenkungen, die im Café auftreten, werden in den Papierkorb geworfen, sodass dein Bewusstsein sie ignoriert und sich auf das Wesentliche konzentriert: das Gespräch mit deiner Freundin.

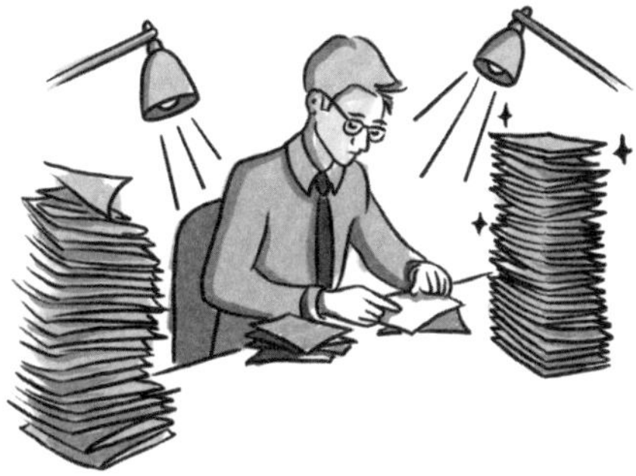

Doch wenn du an ADHS leidest, weiß dein Aufmerksamkeitsassistent nur selten, welche Daten wichtig sind und welche ignoriert werden sollten. Anstatt einen ordentlichen Stapel mit nur den wichtigsten Daten zu erhalten, wirst du mit jeder einzelnen Information bombardiert, auch mit den unwichtigen Dingen. Du musst ein unsortiertes, ungefiltertes, riesiges Durcheinander an Informationen verarbeiten.

Dein Gehirn weiß nicht, worauf es sich in diesem Durcheinander konzentrieren soll, also versucht es, sich auf alles gleichzeitig zu richten. Wenn das aber nicht gelingt – was der Fall sein wird –, fängt es an, einfach die interessantesten oder farbenfrohesten Dinge aus dem Stapel auszuwählen – es konzentriert sich auf das Auffälligste statt auf das Wichtigste. Du konzentrierst dich so übermäßig darauf, dass du dabei alles andere vergisst.

Du weißt, dass es wichtig ist, dich auf das Gespräch zu konzentrieren. Aber es kommen so viele Daten herein, dass dein Gehirn den Überblick über das Gespräch verliert und von etwas anderem abgelenkt wird. Es ist fast so, als wäre dein Gehirn von den vielen konstanten Informationen überfordert, sodass es, wenn es etwas Interessantes findet, alles andere völlig ignoriert. Dein Fokus verengt sich auf diese eine Sache, die wichtig sein kann – oder auch nicht.

Hyperfokus

Als Kind und Jugendlicher war mir bewusst, dass ich mich intensiv auf Dinge konzentrieren konnte, die mich interessierten. Ob es darum ging, Videospiele zu spielen, Science-Fiction zu lesen, Webdesign zu lernen, Sammelkarten zu organisieren oder ein anderes nerdiges Hobby zu betreiben … Ich konnte Stunden in diesen Welten verbringen.

Ich war nicht nur konzentriert. Ich war hyperfokussiert. So konzentriert, dass andere Signale mich gar nicht erreichten.

Essen?
Schlafen?
Wecker?
Termine?
Toilettengänge?
Dass man mich rief?
Wie viel Zeit verging?

Wenn ich hyperfokussiert war, drang nichts davon zu mir durch.

Irgendwann erwachte ich dann ganz plötzlich aus meinem Bann. Die Signale hatten sich in einer Warteschlange angesammelt und darauf gewartet, dass ich sie endlich wahrnahm. Ich sprang auf, raste zur Toilette, entschuldigte mich bei denjenigen, die ich ignoriert hatte, oder machte mir Vorwürfe, weil ich etwas Wichtiges versäumt hatte. Wieder mal.

Hyperfokus versus Flow-Zustand

Hyperfokus ähnelt einem anderen Konzept, das als Flow-Zustand bezeichnet wird.

Ein Flow-Zustand tritt auf, wenn man vollständig in eine Tätigkeit vertieft ist, meistens dann, wenn Herausforderung und Fähigkeitsniveau perfekt aufeinander abgestimmt sind. Man ist ganz »in seinem Element«, erbringt Bestleistungen und erledigt Aufgaben mit Leichtigkeit.

Wenn man sich in einem Flow-Zustand befindet, denkt (und glaubt) man teilweise, dass einen nichts und niemand aufhalten kann. Entscheidend ist jedoch, dass man dabei in der Lage ist, sich jederzeit wieder auf die zu erledigende Aufgabe zu konzentrieren, auch wenn man abgelenkt wird.

Im Zustand der Hyperfokussierung hat man eher das Gefühl, festzustecken. Es gibt eine direkte Verbindung zwischen dir und dem, worauf du hyperfokussiert bist. Du hast das Gefühl, nicht aufhören zu können, und befürchtest, aus dem Takt zu geraten und nie wieder hineinzukommen, wenn du versuchst, deinen Fokus auf etwas anderes zu lenken.

Bei der Hyperfokussierung entsteht oft ein Gefühl des Getriebenseins, so als müsse man um jeden Preis beenden, was man begonnen hat. Aus Angst, diese Motivation nie wieder zu erlangen oder die Aufgabe zu vergessen, wenn man die Pausentaste drückt, glaubt man, weitermachen zu müssen, bis man das erreicht hat, was man für nötig hält. Dies kann produktiv sein, wenn man sich auf ein

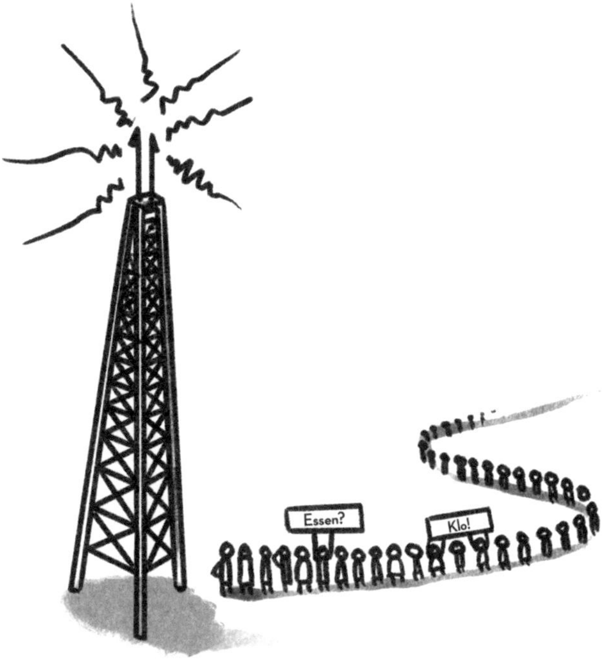

wichtiges Projekt konzentriert, aber eher hinderlich, wenn man sich an etwas weniger Wichtigem festbeißt.

Wenn man sich auf etwas hyperfokussiert, fühlt es sich oft so an, als wäre es das Wichtigste, was man tun könnte. Manchmal verhandelt man mit sich selbst – ich esse, wenn ich diesen Abschnitt fertig habe, ich dusche, wenn ich das und das noch mal gemacht habe – aus Angst, dass alles vorbei ist, wenn man aufhört.

Wenn man dann endlich aufhört, stellt man häufig fest, dass das, worauf man sich so sehr konzentriert hat, gar nicht so wichtig war. Es war nur etwas Nebensächliches, das man in dem Moment aber unmöglich ignorieren konnte. Musste man sich wirklich zwei Stun-

den lang mit der optimalen Schnürsenkellänge beschäftigen? Wahrscheinlich nicht.
Aber manchmal ist es einfach so.

Unglaublich wichtige Nebensachen

Ich bin Softwareentwickler, und manchmal konzentriere ich mich bei der Arbeit übermäßig auf ein kleines Detail, das letztendlich gar nicht so wichtig ist. Ich versuche etwa, eine neue Seite für eine App zu erstellen, und überlege mir verschiedene Optionen für die Gestaltung einer Schaltfläche. Und hey, vielleicht kann ich eine Lösung entwickeln, mit der ich diese Schaltfläche wiederverwenden und die Farben, die Schriftart oder die Größe der Schaltfläche oder eine Million anderer benutzerdefinierter Funktionen austauschen kann.

Irgendwann sind acht Stunden vergangen, die Seite ist noch nicht fertig, aber ich habe ein komplettes, ausgeklügeltes Schaltflächensystem entwickelt, obwohl ich nur eine einzige Schaltfläche benötigte.

Möglicherweise haben deine Hyperfokus-Ausrutscher zu einem unnötigerweise vollkommen neu organisierten Bücherregal, einem umfangreichen Forschungsprojekt, das du nie wieder ansehen wirst, oder einer perfekt sortierten Sammlung von Legosteinen – nach Farben et cetera –, die schließlich wieder in einer einzigen großen Box landen, geführt.

Auf der anderen Seite kann man super produktiv sein, wenn man hyperfokussiert ist.

Vielleicht hast du in den letzten vier Wochen ein wichtiges Projekt oder eine Hausarbeit vor dir hergeschoben, aber plötzlich führt dich die Dringlichkeit des morgigen Abgabetermins in den Hyperfokus. Du arbeitest mit zehnfacher Geschwindigkeit und erledigst die ganze Sache in einer (schlaflosen) Nacht.

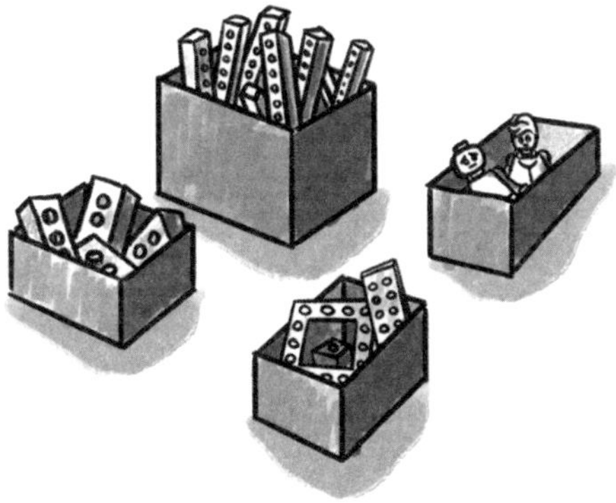

Doch selbst diese »produktive« Version des Hyperfokus kann problematisch für dich sein. Sie kann zu unrealistischen Erwartungen an deine Leistungen und deine Fähigkeit, Dinge zu erledigen, führen. Du wirst nicht immer mit 10-facher Geschwindigkeit arbeiten, sodass du möglicherweise bei deiner normalen Arbeitsbelastung das Gefühl hast, dein Potenzial nicht voll auszuschöpfen. (Schon wieder dieses verflixte Wort – *Potenzial*.)

Wenn du schon mal eine produktive Hyperfokussierung erlebt hast, kann dich das zu dem Glauben verleiten, dieses Produktivitätsniveau sei die Norm für dich und alles andere ein Versagen.

Und damit kommen wir zu einem weiteren Problem mit der Hyperfokussierung: Wenn man sieht, wie du dich intensiv auf eine Sache konzentrierst, könnte man meinen, dass du deinen Fokus kontrollieren kannst. Dann heißt es vielleicht: »Du scheinst ja kein Problem damit zu haben, dich auf Videospiele zu konzentrieren.« Oder: »Wenn du wirklich wolltest, könntest du dich auch auf diese wichtige, langweilige Aufgabe konzentrieren.«

Deine Neigung, dich ablenken zu lassen, könnten andere mit Renitenz oder Egoismus verwechseln. Oder, schlimmer noch, mit Faulheit.

Doch das stimmt einfach nicht. Du kannst deine Konzentration nicht durch bloßen Willen kontrollieren. Du kannst sie nicht erzwingen, egal wie wichtig die Aufgabe ist, wie sehr jemand anderes möchte, dass du dich darauf konzentrierst, ja, sogar wie sehr du selbst dich darauf konzentrieren willst.

Dagegen bringt es uns viel mehr, wenn wir verstehen, was unser Gehirn dazu bringt, die Konzentration aufrechtzuerhalten, und was uns motiviert. Mit diesem Wissen kann man sich seine Stärken zunutze machen und, wie Jessica McCabe es ausdrückt, »mit seinem Gehirn arbeiten, nicht gegen es.«[5]

MOTIVATION

Das ADHS-Gehirn motivieren

Eine der größten Schwierigkeiten bei ADHS besteht darin, sich zu motivieren.

Das Problem ist, dass andere davon ausgehen, wir würden von den gleichen Dingen motiviert werden wie sie, und dass auch wir das von uns erwarten. Wenn das nicht klappt, können wir schier daran verzweifeln.

Eine gängige Lösung besteht darin, die neuesten Produktivitätstipps und -tricks zu recherchieren und umzusetzen. Aber wenn man so ist wie ich, führt das letztendlich nur zu Frustration, weil einfach nichts zu funktionieren scheint, jedenfalls nicht länger als ein, zwei Tage.

So entsteht nach und nach ein Friedhof aus ernsthaften, aber ungeeigneten Ansätzen. Vergessene To-do-Apps mit komplizierten Systemen, von denen du dachtest, sie könnten hilfreich sein, oder ganze Stapel hübscher Planer mit nur wenigen ausgefüllten Seiten.

Diese Systeme funktionieren nur in den seltensten Fällen, weil sie nicht für dein Gehirn konzipiert wurden. Du brauchst einen neuen Ansatz, der berücksichtigt, wie das Gehirn von Menschen mit ADHS funktioniert. (Mehr dazu gleich.)

Die meisten Leute (oft als neurotypische Menschen bezeichnet) werden hauptsächlich durch drei Schlüsselfaktoren motiviert: **Be-**

deutung, Belohnung und Konsequenzen. Wenn etwas wichtig ist, setzen sie es ganz oben auf ihre To-do-Liste. Dasselbe gilt für Aufgaben mit verlockenden Belohnungen oder ernsten Konsequenzen. Die meisten Produktivitätsstrategien und -systeme sind unter Berücksichtigung dieser Faktoren aufgebaut.

Dies kann dazu führen, dass Menschen mit ADHS drei großen Mythen darüber Glauben schenken, wie Motivation für uns funktioniert.

ADHS-Motivationsmythen

1. Wenn etwas **wichtig** für dich ist, wirst du es tun.
2. Eine **Belohnung** erhöht deine Motivation.
3. Ernste **Konsequenzen** verleihen dir mehr Willenskraft.

Wir wissen oft, wann Dinge wichtig sind. Wenn sie es sind, wollen wir sie erledigen. Aber das allein führt nicht zu Motivation.

Unmittelbare Belohnungen und Konsequenzen können uns manchmal motivieren, aber verzögerte Belohnungen motivieren uns überhaupt nicht. Wir können uns nicht einfach »mehr anstrengen« und damit erzwingen, dass diese Mittel wirken. Wir müssen uns auf eine andere Art und Weise motivieren, und zwar so, dass es zu unserem Gehirn passt.

Eine der größten Herausforderungen für uns ist die Aufgabeninitiierung – also der Akt, eine Aufgabe in Angriff zu nehmen. Gedanken in die Tat umzusetzen.

Dr. William Dodson, staatlich geprüfter Psychiater und einer der ersten Praktiker, der sich auf die Behandlung von Erwachsenen mit ADHS spezialisierte, geht davon aus, dass Personen mit ADHS ein anderes Nervensystem haben als neurotypische Menschen. Laut seiner Theorie besitzen die meisten Menschen ein **bedeutungsbasiertes** Nervensystem, Menschen mit ADHS hingegen ein **interessenbasiertes** Nervensystem. Sie werden hauptsächlich durch Interesse, Neugier auf Neues, Herausforderung und Dringlichkeit motiviert.

Auch wenn du noch nie von einem interessenbasierten Nervensystem gehört hast, wirst du möglicherweise sofort verstehen, was es damit auf sich hat, wenn du jetzt darüber liest. Wenn du an ADHS leidest, ist es dir sicherlich schon einmal schwergefallen, dich für etwas wirkliches Wichtiges zu motivieren, etwa ein großes Projekt oder die Hausarbeit für die Uni, die nächsten Monat fällig ist.

Möglicherweise kannst du dich aber problemlos dazu motivieren, ein interessantes neues Hobby auszuprobieren, ein Rätsel zu lösen, das andere für unlösbar hielten, oder an einem großen Projekt zu arbeiten, sobald die Zeit drängt.

Ich habe viele Nächte damit verbracht, an etwas zu arbeiten, für das ich Wochen (oder sogar Monate) Zeit gehabt hatte. Ich hatte es bis zum Tag vor dem Abgabetermin vor mir hergeschoben und dann erst die Motivation aufgebracht, damit anzufangen. (Und dann bringe ich oft die beste Leistung.)

Aber es gibt auch gute Nachrichten. Wenn wir wissen, was unser Gehirn motiviert, können wir uns dieses Wissen zunutze machen, um uns bei der Aufgabeninitiierung zu helfen, unserer größten motivationsbedingten Schwierigkeit.

Und hier kommen die 4 Ks ins Spiel – eine Reihe von leicht zu merkenden Stichwörtern, die dir dabei helfen, dich zu motivieren und neu anzufangen, egal wie weit du im Rückstand bist oder wie überfordert du dich fühlst.

Die 4 Ks

- Knistern (Interesse)
- Kreieren (Neues, Unbekanntes)
- Konkurrieren (Herausforderung)
- Komplettieren (Dringlichkeit)

Wenn du bei einer Aufgabe nicht weiterkommst oder sie endlos vor dir herschiebst, kannst du diese Begriffe nutzen, um endlich weiterzumachen oder loszulegen. Wie das gehen soll? Schauen wir uns ein paar Beispiele an, um es dir zu verdeutlichen.

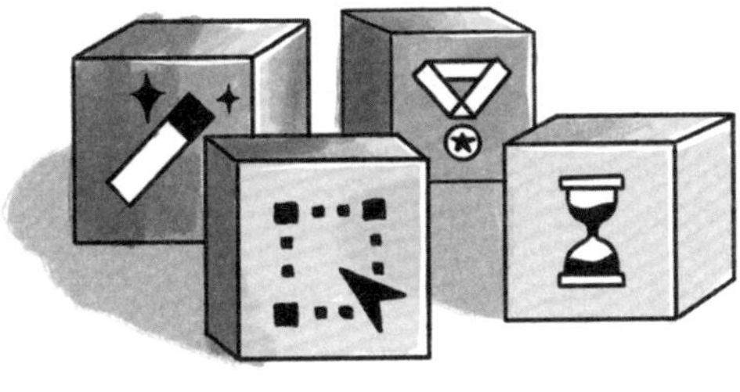

Die 4 Ks in die Tat umsetzen

Fangen wir mit etwas an, was die meisten Leute hassen: Geschirr spülen.

Geschirr spülen ist das Schlimmste. Mein Gehirn hasst es – es ist langweilig, monoton und banal. Es ist wichtig (fragt mal meine Frau), aber weder besonders lustig noch aufregend.

Es ist eine lästige Pflicht, die für unser auf Interesse fokussiertes Gehirn nichts zu bieten hat. Keine wirkliche Herausforderung (außer der, damit anzufangen), nichts Knisterndes oder Interessantes, null Kreativität oder Abwechslung, und oft ist es nicht mal besonders dringend.

Man könnte doch Pappteller kaufen, schnell ein Geschirrteil abwaschen, wenn man es braucht, oder es vielleicht sogar nur mit einem Papiertuch abwischen. (Ich habe es getan, du hast es wahrscheinlich auch getan – besondere Zeiten erfordern besondere Maßnahmen.)

Wie können wir uns also für diese langweilige Aufgabe motivieren? Sehen wir uns die 4 Ks an und überlegen, wie sie in diesem Szenario angewendet werden könnten.

Knistern: Mach das Geschirrspülen interessant

Wahrscheinlich wirst du das Geschirrspülen nie als interessant oder fesselnd empfinden. Aber vielleicht hast du ein neues Hobby, das dich wirklich begeistert, und du findest einen guten Podcast oder ein Hörbuch zu diesem Thema. Diesen Podcast oder dieses Buch könntest du dir aufheben und ausschließlich beim Geschirrspülen hören. Auf diese Weise wird aus der Aufgabe »Geschirr spülen« das

»Hören deines Lieblings-Podcasts«. Das Geschirrspülen wird zu etwas, mit dem du dich beschäftigst, während du zuhörst.

Kreieren: Geschirrspülen mit neuem Twist

Es gibt viele einfache Möglichkeiten, das Abspülen interessanter zu gestalten. Einige dieser Ideen hören sich vielleicht zunächst albern an, aber sie können wirklich dazu beitragen, die nötige Motivation zu finden, um loszulegen. Eine Möglichkeit ist, das saubere Geschirr aus der Spülmaschine zuerst auf den Küchentisch zu stellen, es zu stapeln und diese Stapel dann in die Schränke zu räumen. Oder du belädst den Geschirrspüler in alphabetischer Reihenfolge: Beginne mit Bechern, und fahre mit Gabeln, Gläsern, Löffeln, Messern, Schüsseln, Tassen, Tellern usw. fort. Diese kleinen Änderungen können eine langweilige Aufgabe ein wenig interessanter machen, was dein Gehirn gerade genug reizen könnte, um dich zum Loslegen zu motivieren.

Konkurrieren: Mach das Abspülen zu einem spannenden Wettbewerb

Stell dir einen Timer und schau, wie schnell du das schmutzige Geschirr in der Küche, im Esszimmer, in deinem Büro, im Badezimmer, im Auto …, also an den üblichen Orten, an denen Menschen schmutziges Geschirr horten, einsammeln kannst. Veranstalte einen Wettstreit mit einer Partnerin oder einem Freund. Schickt euch gegenseitig eine Nachricht, wenn ihr mit der Aufgabe beginnt, und stellt fest, wer die Spülmaschine zuerst fertig beladen hat. Entfacht euren inneren Wunsch zu gewinnen (und gratuliert euch anschließend gegenseitig dazu, dass ihr die Aufgabe gemeistert habt).

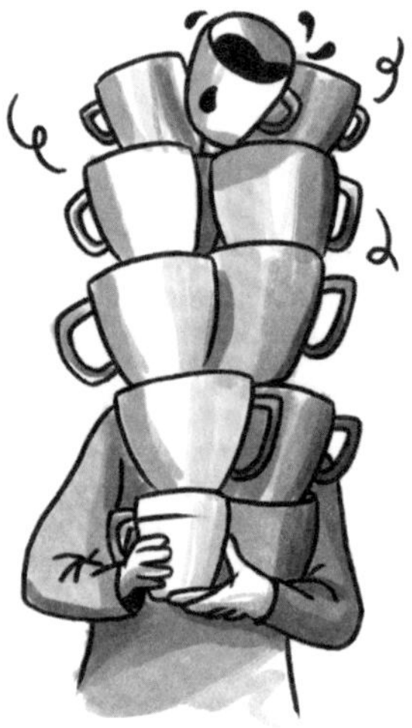

Komplettieren: Mach das Geschirrspülen zu einer dringenden Aufgabe

Dringlichkeit entsteht oft dadurch, dass Deadlines praktisch unmittelbar bevorstehen. Du könntest deine Lieblingssendung aufrufen, darfst sie aber erst anschauen, wenn du den Geschirrspüler fertig beladen hast. Vielleicht genügt es auch schon, dir einen Timer zu stellen, um dich zum Handeln zu bewegen und diese Dringlichkeit zu erzeugen.

Überlege dir Strategien, die für den Moment funktionieren (nicht für immer)

Ein wichtiger Hinweis: Diese Methoden werden nicht immer funktionieren! Das ist in Ordnung und zu erwarten.

Wir suchen nicht nach einer Strategie, die uns das Abwaschen für immer erleichtert. Wir suchen lediglich nach Methoden, die für den aktuellen Moment nützlich sind. Wenn sie nicht funktionieren, funktionieren sie nicht – also lassen wir es sein und probieren etwas Neues aus. Notfalls können wir es später noch mal mit dieser Methode versuchen.

Unser Gehirn ist immer auf der Suche nach etwas Neuem, daher müssen wir unsere Strategien häufig ändern. Sie können eine Woche lang hervorragend funktionieren und in der nächsten Woche völlig verpuffen. Wenn das so ist, können wir auf den 4-K-Ansatz zurückgreifen, um eine neue Strategie zu entwickeln.

Wenn du das Gefühl hast, auf der Couch festzusitzen und nicht in der Lage zu sein, von selbst aktiv zu werden, überlege, wie du das Knistern, Kreieren, Konkurrieren oder Komplettieren einsetzen könntest, um mit dieser bestimmten Aufgabe loszulegen und in die Gänge zu kommen.

Die 4-K-Strategie

Die 4 Ks sind eine praktische Strategie, die dir dabei helfen kann, dich zu motivieren. Bevor du etwas in Angriff nimmst, stellst du dir die folgenden Fragen:

- **Knistern**: Wie kann ich es interessant gestalten?
- **Kreieren**: Wie kann ich es kreativ oder neuartig gestalten?
- **Konkurrieren**: Wie kann ich es kompetitiv oder herausfordernd gestalten?

- **Komplettieren**: Wie kann ich das Gefühl hervorrufen, dass es dringend und wichtig ist, es abzuschließen?

Und so lautet die Formel:

Um mit [**wichtige Aufgabe/Projekt**] zu beginnen, kann ich [**Knistern, Kreieren, Konkurrieren, Komplettieren**] verwenden, um mich zu motivieren und in Fahrt zu kommen.

Motivationsdynamik aufbauen

Die 4 Ks sind eine tolle Methode, um dich dazu zu motivieren, eine bestimmte Aufgabe in Angriff zu nehmen, bei der du nicht weiterkommst. Sie können dir aber auch den nötigen Schub versetzen, um viele andere Dinge zu erledigen.

Wenn man mit ADHS leben muss, geht es oft um den richten Umgang mit seiner produktiven Energie. Stell dir deine Motivation wie einen Zug vor. Einerseits ist sie unglaublich kraftvoll, und wenn sie einmal in Bewegung ist, kann niemand sie aufhalten. Andererseits ist sie anfangs reglos und einschüchternd schwer, sodass man das Gefühl hat, es sei unmöglich, sie überhaupt in Bewegung zu setzen.

Die Sache ist jedoch die: Ein Zug bewegt sich nicht in einem Ruck – das wäre unmöglich. Er hat Dutzende von Waggons – manchmal sogar hundert oder mehr – und damit viel zu viel Gewicht, um alles auf einmal in Bewegung zu setzen.

Stattdessen startet zuerst nur die Lokomotive. Sie zieht einen Waggon, dann einen weiteren und noch einen. Während die Lokomotive weiterfährt und schneller wird, werden die Kupplungen zwischen den einzelnen Waggons nacheinander angezogen, bis die Lok schließlich 12 000 Tonnen Fracht zieht und der gesamte Zug mit Volldampf unterwegs ist.

Wenn wir also versuchen, den ganzen Zug mit einem einzigen Ruck zu starten, ist es kein Wunder, dass wir so oft auf der Stelle treten.

Einer der beliebtesten Ratschläge zur Steigerung der Produktivität lautet: »Iss den Frosch zuerst.« Mit anderen Worten: Wenn du an etwas arbeitest, solltest du zuerst die schwierigsten Aufgaben und dann die einfacheren angehen. Das klingt vernünftig. Aber dieser Rat ist Gift für das ADHS-Gehirn!

Es klingt vielleicht logisch, dass es einfacher wird, wenn man das schwierigste Problem zuerst angeht. Aber in der Realität scheint diese Rechnung nie aufzugehen. Die schwierige Aufgabe ist oft zu einschüchternd, um sie anzugehen, bevor man richtig warmgelaufen ist, sodass wir sie ganzen Tag anstarren und überhaupt nichts auf die Reihe kriegen.

Vielleicht recherchieren wir stattdessen den ganzen Tag lang über Frösche oder Züge – alles, um dieser Aufgabe zu entgehen, zu der wir keine, auch nicht die geringste Lust haben.

Die Last ist einfach zu erdrückend. Am Ende sitzt man fest, strengt sich an, kommt aber nicht weiter. Man tritt auf der Stelle.

Dieses massive Gewicht ist die Kraft des Widerstands, die Reibung, die uns im Weg steht. Wir werden immer mit diesem Widerstand konfrontiert sein, also müssen wir Schwung aufbauen, um ihn zu überwinden. Die beste Methode dafür ist, gerade so viel Dynamik aufzubringen, um zu beginnen und einen Schritt nach dem anderen zu gehen, bis die schwierigeren Aufgaben ihren Schrecken verlieren.

Versuche also nicht, zuerst den Frosch zu essen. **Iss zuerst das Eis!**

Anstatt mit der großen, hässlichen Aufgabe anzufangen, zu der du nicht die geringste Lust hast, such dir kleine (und lustige!) Aufgaben, die natürlich zum Ansatz »knistern, kreieren, konkurrieren, komplettieren« passen müssen, und fang damit an. **Heb dir die lustigen Aufgaben nicht bis zum Schluss auf. Nutze sie, um dich aufzuraffen.** Erlebe den schrittweisen Fortschritt. Baue Schwung auf!

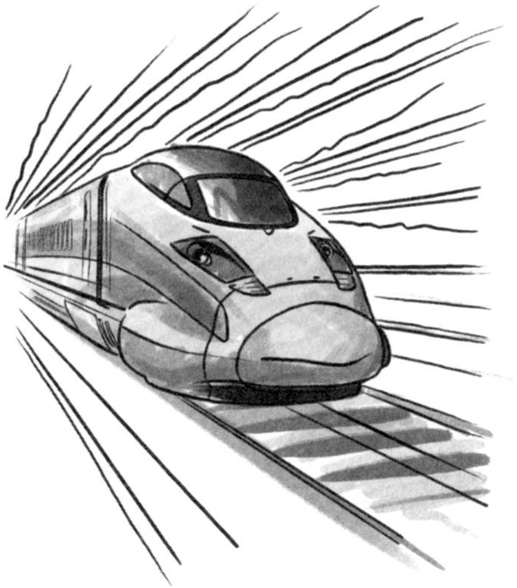

Sobald du in Fahrt kommst und Tempo aufnimmst, werden dir die schwierigen Aufgaben nicht mehr so unmöglich erscheinen.

Vielleicht hast du dieses Phänomen schon einmal zufällig erlebt. Vielleicht hast du an etwas gearbeitet, das Spaß gemacht hat und leicht ging, und wie von selbst hast du diesen Schwung dann dafür genutzt, um eine Herkulesaufgabe anzugehen, eine, zu der du dich vorher einfach nicht aufraffen konntest.

Wenn der Zug einmal mit Volldampf unterwegs ist, kann dich nichts mehr aufhalten.

Gewohnheiten und Routinen entwickeln

Ein großes Paradox bei ADHS ist die Beziehung zur Struktur. Struktur ist für die Lebensbewältigung unerlässlich, aber wir haben eine starke Tendenz, uns ihr zu widersetzen.

Ich weiß, dass ich sie brauche, aber Struktur fühlt sich nun mal so einengend an!

Ich habe Angst, dass es auf einen Haufen Regeln hinausläuft, die mich davon abhalten, das zu tun, was ich tun möchte. Ich möchte spontan sein können. Ich möchte mich Dingen zuwenden können, die interessant oder neu sind, auch wenn ich sie nicht geplant hatte. Mir Struktur und Regeln aufzuerlegen, um mein Leben zu organisieren, kommt für mich einem Kontrollverlust gleich.

Die Vorstellung, dass uns Struktur aufgezwungen wird, ist uns aus all diesen Gründen zuwider. Aber wir müssen der Realität ins Auge sehen: Ohne Systeme und Routinen gerät unser Leben schnell aus den Fugen. Wir springen von einer Sache zur nächsten und erreichen nie ganz die Ziele, die wir uns gesetzt hatten.

Wenn wir also in Synergie mit unserem Gehirn arbeiten wollen, müssen wir uns mit dem Thema Struktur befassen, und zwar am besten, indem wir uns den natürlichen Rhythmus unseres Gehirns zunutze machen. Die Systeme und Routinen, die wir übernehmen, sollten uns eher unterstützen als einschränken.

Um dies zu erreichen, sollten wir uns auf positive Gewohnheiten stützen, damit sich Struktur nicht beengend anfühlt.

Etwa das Streben nach Belohnung. Wenn ich den Abwasch mache und meine Frau mir anschließend einen Kuss gibt und sagt: »Gut gemacht!«, bin ich viel eher geneigt, mein Verhalten zu wiederholen. Wenn ich das nächste Mal an den Abwasch denke, erinnere ich mich an die positive Stimmung, die mir beim letzten Mal dabei vermittelt wurde, was die Wahrscheinlichkeit erhöht, dass ich mich an die Arbeit mache.

Eine solche Ermutigung erzeugt eine positive Rückkopplungsschleife. Man ergreift eine positive Maßnahme, erzielt ein positives Ergebnis und bringt seinem Gehirn somit bei, dass dies eine gute Sache ist. So einfach ist das.

Stellen wir uns die Maus vor, die am Ende eines Labyrinths ihren Käse bekommt. Wenn man sie zum ersten Mal in das Labyrinth setzt, irrt sie unsicher umher und weiß nicht, wohin sie sich wenden soll. Aber sobald sie feststellt, dass es am Ende des Labyrinths eine äußerst begehrenswerte Belohnung gibt, will sie das Labyrinth immer wieder durchlaufen. Bald sprintet die Maus ohne zu zögern direkt zur Ziellinie, sobald man sie ins Labyrinth gesetzt hat. Irgendwann braucht man nicht mal mehr den Käse, um sie zu motivieren.

Genau das ist das Ziel deiner Routinen. Sie sollten dir zur zweiten Natur werden, sodass du dir nicht mal mehr bewusst bist, eine Routine zu durchlaufen. Du tust einfach das, was du immer tust, ohne darüber nachzudenken.

Was belohnt wird, wird wiederholt. Wenn wir eine Routine schaffen wollen, die Bestand hat, sollten wir sicherstellen, dass wir so viel positives Feedback wie möglich und nicht mehr negatives Feedback als nötig erhalten.

Auf der anderen Seite wird das, was auf Widerstand stößt, mit geringerer Wahrscheinlichkeit wiederholt. Jedes Mal, wenn du eine Aufgabe wiederholst und auf Widerstand stößt, sagt dein Gehirn: »Das hat keinen Spaß gemacht. Versuchen wir, das beim nächsten Mal zu vermeiden.« Bemühe dich also, so viel Reibung oder Negatives wie möglich aus diesem bestimmten Prozess rauszunehmen.

Normalerweise ist es schwierig für uns, unangenehme Aufgaben anzugehen – es sei denn, wir suchen nach Möglichkeiten, positives Feedback zu generieren, um die Waage ins Gleichgewicht zu bringen.

Simple Tricks funktionieren tatsächlich

Lange bevor ich wusste, dass ich ADHS habe, fiel es mir sehr schwer, grundlegende Hausarbeiten zu erledigen. Ich wollte sie zwar erledigen, aber ich konnte einfach nicht die Motivation dazu aufbringen. Bei mir zu Hause herrschte Chaos, weil ich einfach alles schleifen ließ.

Als ich meinem Freund Brian (der ebenfalls ADHS hat, es damals aber auch noch nicht wusste) gegenüber erwähnte, wie frustriert ich darüber war, nickte er wissend und sagte, er habe mit dem gleichen Problem zu kämpfen.

Uns wurde klar, dass eines der grundlegenden Probleme darin bestand, dass wir einfach keinerlei positive Bestätigung bekamen. Ja, durch das Abwaschen und Wegräumen des Geschirrs wurden unsere Wohnungen theoretisch sauberer und angenehmer. Aber diese Art von Befriedigung war abstrakt und verzögert. Während wir die Aufgabe erledigten, gab es nichts, was unserem Gehirn sofort zurief: »Gute Arbeit, das sollten wir öfter machen!«, sodass es schwierig war, eine regelmäßige Routine zu entwickeln.

Ich erzähle das nicht, um mich zu beklagen oder um Mitleid für zwei erwachsene Männer zu erheischen, die Schwierigkeiten hatten, grundlegende Hausarbeiten zu erledigen. Es ist mir ehrlich gesagt ziemlich peinlich, darüber zu sprechen! Ich will euch einfach nur die Wahrheit sagen. Es fühlte sich an, als gäbe es eine Blockade in meinem Gehirn, die es mir unmöglich machte, diese kleinen Aufgaben durchzuführen.

Irgendwann kamen Brian und ich auf eine Idee, wie wir daran etwas ändern konnten.

Wir wussten beide, dass wir unbedingt positive Verstärkung brauchten, um uns zu diesen Arbeiten aufzuraffen. Daher vereinbarten wir, uns gegenseitig genau das zu geben, indem wir uns gratulierten und ermutigten, wenn wir eine dieser alltäglichen Aufgaben erledigt hatten.

Ich schrieb ihm dann etwas wie »Habe gerade den Abwasch gemacht«, worauf er antwortete: »Wow, gute Arbeit, Kumpel! Du machst das super! Ich erledige meinen jetzt.« Ich antwortete ihm dann auf eine ähnliche Art und Weise.

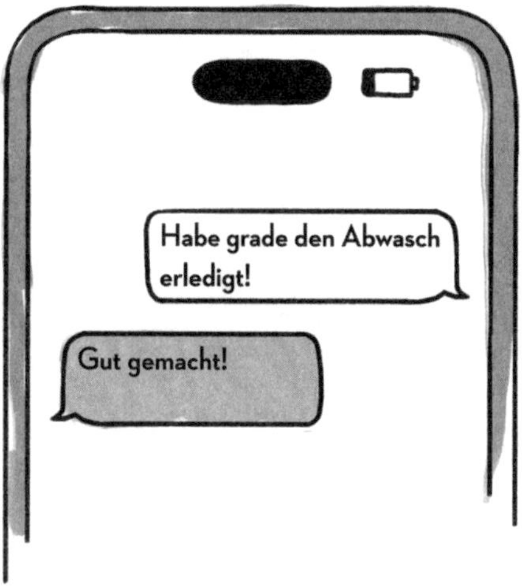

Und am nächsten Abend wiederholte sich das Ganze.

Es war albern, und man könnte meinen, dass dieser Trick gar nicht funktionieren kann, weil wir uns im Grunde genommen positives Feedback erschlichen.

Aber es funktionierte wunderbar! Obwohl es als eine Art Scherz begann, entwickelte sich der »Scherz« zu etwas Wesentlichem: einem guten Motivator. Ich fing an, den Abwasch zu machen, nur um sagen zu können: »Hey, ich habe den Abwasch gemacht!«, und ich wusste, dass es Brian ermutigte, dasselbe zu tun.

Es stellte sich heraus, dass unser Rechenschaftssystem tatsächlich Wirkung zeigte. Dies ist nur ein kleines Beispiel dafür, wie gut selbst eine auf den ersten Blick etwas alberne Methode für unsere Motivation sein kann.

MOTIVIEREN LEICHT GEMACHT

Wie bereits erwähnt, besteht eine der größten Herausforderungen für Menschen mit ADHS darin, sich für wichtige Aufgaben zu motivieren.

Vor diesem Hintergrund schließe ich dieses Kapitel mit einem kleinen Strategieleitfaden ab. Er soll Menschen mit ADHS dabei helfen, sich dazu zu motivieren, ihre Arbeit zu erledigen und sich auf die Ziele zu konzentrieren, die sie erreichen wollen.

Bedenke, dass diese ADHS-Strategien keine Wundermittel sind. Was für eine Person erstaunlich gut funktioniert, hilft einer anderen womöglich überhaupt nicht. Eine bestimmte Strategie hilft dir vielleicht gar nicht, ist aber für eine:n andere:n Leser:in Gold wert. Oder aber eine Strategie funktioniert anfangs perfekt und verliert dann ihre Wirkung. Es geht darum, 1) eine Strategie zu finden, die im Moment funktioniert, und 2) die Tipps nach Bedarf anzupassen und zu kombinieren.

Es gleicht dem Spielplan einer American-Football-Mannschaft. Man hat eine umfassende Liste verschiedener Strategien und einen Angriffsplan – ein guter Ausgangspunkt für die Ausführung eines Spielzugs. Aber wenn ein Spielzug nicht mehr effektiv ist, passt man seine Strategie an und probiert etwas anderes aus.

Verwende denselben Ansatz mit diesem Strategie-Guide!

ADHS-Gehirne werden von Neuem und Neuartigem fasziniert und von Langweiligem und Gewöhnlichem abgestoßen. **Suche also nach Strategien, die dir helfen, und zwar in der jetzigen Phase.**

Wenn eine Strategie nicht mehr funktioniert – ärgere dich nicht! Finde einen neuen Ansatz, wähle eine neue Vorgehensweise. Mische alles gut durch und finde deinen eigenen Weg!

Die vorgestellten Strategien sollen unter anderem dazu dienen, dich auf eigene Ideen zu bringen. Betrachte diesen Leitfaden als ein Toolkit, mit dessen Hilfe du deine persönliche Strategie entwickeln kannst. Passe sie deinen Wünschen an, und greif auf das zurück, was für die jeweilige Aufgabe erforderlich ist.

Wenn du bei einer Aufgabe nicht weiterkommst, blättere durch diesen Abschnitt, und probiere etwas Neues aus. Einige Strategien mögen dir zu offensichtlich oder zu einfach erscheinen – aber oft ist es genau das, was du brauchst. Ein leichter, ausgetretener Pfad kann ein bequemer Weg sein, um ans Ziel zu gelangen.

Dein Strategien-Guide

Strategie: Ordne Aufgaben Aktionsverben zu

Wir alle wissen, wie schwierig es sein kann, ein Projekt in Angriff zu nehmen. Manchmal merkt man gar nicht, dass man nicht weiterkommt, und verschwendet Zeit, ohne etwas zu erreichen. Man scheint nicht voranzukommen.

Wenn du nicht weiterkommst, nimm dir etwa zehn Minuten Zeit, um einige konkrete Aufgaben zu notieren. Dabei kann sich herausstellen, dass die Aufgaben, die du zu erledigen versuchst, gar nicht umsetzbar sind. Oder dass andere Aufgaben zuerst erledigt werden müssen, bevor du zu denen kommst, die du im Sinn hattest.

Gute Aufgaben sind verbbasiert. Verben = Aktion. Hier sind einige Beispiele:

- ☐ E-Mail an Lieferanten *senden*
- ☐ Papierkram *erledigen*
- ☐ Geschirr *spülen*

Wenn du dir einfach nur »Steuern« als Aufgabe notierst, fällt es schwer, damit zu beginnen, weil du die zur Erledigung der Aufgabe erforderlichen Handlungen nicht explizit genannt hast. Wenn du jedoch versuchst, ein Verb zu »Steuern« zu finden, stellst du unter Umständen fest, dass sich kleinschrittigere Aufgaben daraus ergeben.

Zum Beispiel kannst du keine »Steuer einreichen«, bevor du die Formulare ausgefüllt hast. Du kannst keine »Steuerformulare ausfüllen«, bevor du alle Unterlagen zusammengestellt hast. Wenn du rückwärts denkst, wird schneller deutlich, welche Aufgaben zuerst erledigt werden müssen.

So könnte aus der vagen Aufgabe »Steuern« Folgendes werden:

- ☐ Alle Steuerunterlagen sammeln
- ☐ Auf der Steuer-Website anmelden
- ☐ Formulare ausfüllen
- ☐ Steuer einreichen

Diese Liste zeigt dir, welche konkreten Maßnahmen du ergreifen musst, und indem du die Aufgabe in kleinere Abschnitte unterteilst, hast du die Möglichkeit, deinen Dynamik-Zug in Gang zu bringen. Anstatt herumzusitzen und zu denken: »Ich sollte meine Steuern machen« – eine vage, undefinierte Aufgabe –, hast du etwas, mit dem du arbeiten kannst.

Strategie: Gliedere ein Projekt in die ersten paar Schritte

Wenn man ein Projekt in sämtliche Einzelschritte untergliedert, kann es einen förmlich erschlagen. Zuerst hatte man ein riesiges, entmutigendes Projekt; jetzt hat man eine riesige, entmutigende Liste von Aufgaben.

Anstatt also eine endlos lange Liste von zu erledigenden Arbeiten zu erstellen, sollte man sich darauf konzentrieren, die ersten paar Schritte zu analysieren, die man gleich in Angriff nehmen kann.

Dabei ist es wichtig, dein übergeordnetes Ziel für das Projekt im Auge zu haben. Sobald du es visualisieren kannst, kannst du dich der bescheideneren (wenn auch nicht weniger wichtigen) Aufgabe zuwenden, einfach loszulegen. Baue Schwung auf! Sobald dein Motivationszug Fahrt aufgenommen hat, kannst du alle weiteren Schritte ermitteln.

Es gibt ein einfaches Prinzip, das du dir merken solltest: Wenn du große Projekte in Angriff nimmst, konzentriere dich auf die wenigen Schritte, die erforderlich sind, um damit loszulegen.

Strategie: Tapetenwechsel

Es ist leicht, in einen Trott zu verfallen, in dem einen nichts zu motivieren scheint. Die immer gleiche, langweilige Umgebung kann Teil des Problems sein. Ein Tapetenwechsel kann dafür sorgen, dass sich alles wieder frisch und neu anfühlt.

Versuche es einfach mit einem Umzug in ein anderes Zimmer, oder arbeite von einem neuen Schreibtisch aus. Wenn möglich, kannst du versuchen, in einem öffentlichen Bereich wie einem Café oder einem gemeinsamen Co-Working-Space zu arbeiten.

An solchen Orten kann es jedoch manchmal laut zugehen, daher solltest du dich bemühen, Ablenkungen auf ein Minimum zu beschränken. Ein Café könnte mit geräuschunterdrückenden Kopfhörern perfekt geeignet sein – durch die Reizüberflutung könnte es dir aber auch unmöglich sein, irgendetwas auf die Reihe zu kriegen.

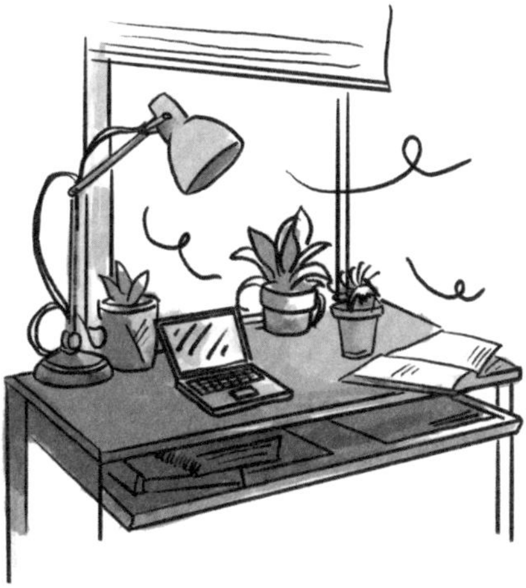

Finde heraus, was für dich am besten funktioniert!

Wenn ein Umzug an einen anderen Ort keine Option ist, versuche, deine Umgebung neu zu gestalten. Füge deinem Arbeitsbereich irgendetwas hinzu, etwa eine neue Lampe, Grünpflanzen oder eine deiner Lieblingsgitarren, die du an die Wand hängst. Mach das Fenster auf und lass frische Luft herein, oder verbreite mit einem Aromatherapie-Diffuser einen belebenden Duft. Hör mal ein ganz neues Musikgenre.

Diese einfachen Veränderungen könnten dir ein ganz neues Gefühl von Energie schenken.

Befreie dich aus deinem Motivationsloch, indem du deine aktuelle Umgebung veränderst oder in eine andere wechselst.

Strategie: Schaffe dir Challenges

Es gibt nur wenige Dinge, die mich mehr motivieren, als wenn mir jemand sagt, dass ich etwas nicht kann. Das klingt nach einer Herausforderung, und ich liebe Challenges!

Selbst wenn du dich selbst nicht als wettbewerbsorientierten Menschen betrachtest, kannst du davon profitieren, eine Aufgabe als Challenge zu gestalten. Und so funktioniert es:

Besorge dir ein Notizbuch und beschrifte es mit »Sachen, die zu schwer sind« oder »Dinge, die ich nicht kann«, und fülle es mit schwierigen Aufgaben, denen du aus dem Weg gehst.

Du wirst nicht immer in der Stimmung sein, etwas Schwieriges in Angriff zu nehmen. Aber wenn du bereit bist, dich einer Herausforderung zu stellen, beweise, dass dein Notizbuch unrecht hat, indem du etwas angehst, das darin steht, und hake es mit einem Edding ab.

Der Trick besteht darin, die goldene Mitte zu finden, bei der die Schwierigkeit gerade groß genug ist, um dein Interesse zu wecken. Du brauchst eine Herausforderung, die fast unerreichbar scheint, aber nicht so schwierig ist, dass du frustriert aufgibst.

Lege ein Notizbuch mit persönlichen Challenges an, um deinen Wettbewerbsgeist zu wecken.

Strategie: Iss zuerst das Eis

Versuche nicht, die für dich schwierigen Aufgaben zuerst anzugehen, nach dem Motto: »Iss zuerst den Frosch«. Stattdessen solltest du »zuerst das Eis essen«.

Unsere Motivation funktioniert anders als bei den meisten neurotypischen Menschen, daher klappt es nicht, sich auf die schwierigste Aufgabe zu konzentrieren. So kommen wir einfach nicht weiter. Wir sind viel besser dran, wenn wir uns stattdessen auf die Dinge konzentrieren, die uns leichtfallen oder Spaß machen.

Beginne mit diesen Eiscreme-Aufgaben, um deine Motivation zu steigern, und gehe zu schwierigeren Aufgaben über, wenn du genügend Schwung aufgebaut hast.

Strategie: Steig ab, wenn dein Pferd tot ist

Früher habe ich ganze Wochenenden damit verbracht, das meiner Meinung nach perfekte Produktivitätssystem auszuklügeln. Erinnerungen, Zeitpläne, automatisierte Aufgaben, kurzfristige und langfristige Ziele – dieses System sollte alles können, egal ob ich für heute oder für zehn Jahre im Voraus plante. Es sollte das perfekte System werden.

Zumindest fing es so an. Wenn auch du schon mal Stunden damit verbracht hast, an einem »perfekten« Produktivitätssystem zu feilen, weißt du, dass nicht immer alles so funktioniert, wie es soll. Unweigerlich kommt etwas dazwischen.

Vielleicht vergisst du eines Tages, deine To-do-Liste zu überprüfen, und dann am nächsten Tag und am Tag darauf auch, bis du vergisst, dass sie überhaupt existiert. Oder es kommt zu einer Komplikation, sodass du, anstatt dein perfektes System zu verwenden, dazu übergehst, Aufgaben für den Tag auf eine Karteikarte zu schreiben. Oder noch schlimmer, du lässt die Arbeit, die du eigentlich erledigen solltest, liegen, um stattdessen dein Produktivitätssystem umzustrukturieren.

Oft wird es dir einfach zu langweilig, dich daran zu halten. Am Anfang war es frisch und neu und aufregend, aber dieser anfängliche Neureiz reichte nur als Anregung, solange der Entwicklungsprozess noch nicht erledigt war. Sobald er abgeschlossen war, schwand die Leidenschaft. Als der Lack des Neuen ab war, war bei dir die Luft raus.

Und jetzt sind deine Aufgaben und Projekte in einem System gefangen, für dessen Nutzung du nicht mehr die Energie aufbringst.

Geh zu Fuß weiter

Es gibt keinen Grund, sich deswegen Vorwürfe zu machen. Dein Gehirn ist anders aufgebaut als das des Durchschnittsmenschen, und das ist in Ordnung – akzeptiere es! Zu wissen, dass du dich irgendwann mit einem System langweilen wirst, kannst du sogar als Vorteil betrachten. Es bedeutet nämlich, dass du dieses Problem ab jetzt von Anfang an kommen siehst.

Du kannst dich früh darauf einstellen, es früher oder später anders anzugehen. Anstatt ein ausgeklügeltes System aufzubauen, halte die Sache lieber einfach. Du weißt, dass du früher oder später zu einem neuen System übergehen musst, also achte darauf, dir den Übergang so leicht wie möglich zu machen. Konzentriere dich darauf, es unkompliziert zu halten.

Es gibt keinen Grund, eine ganze Hütte für einen Wochenend-Campingausflug zu bauen. Du weißt, dass dein Aufenthalt nur vorübergehend ist, also nimmst du nur so viel mit, wie du für das Wochenende benötigst, und reißt alles wieder ein, wenn du fertig bist.

In diesem Sinne solltest du auch dein Produktivitätssystem so gestalten, dass es leicht abgebaut werden kann. Halte es einfach, damit du Aufgaben und Projekte leicht übertragen kannst. Baue ein minimales System ohne zu viel Automatisierung auf (nicht weil Automatisierung schlecht ist, sondern weil die Einrichtung viel Zeit in Anspruch nehmen und der Wechsel zu einem neuen System schwierig sein kann). Wenn es sich um ein digitales System handelt, stelle sicher, dass du deine Daten leicht exportieren kannst, wenn es Zeit für einen Umschwung wird.

Energie- & Motivationsmanagement

Man könnte meinen, dass das Verschieben von Daten von einem System in ein anderes reine Zeitverschwendung ist, aber dein Hauptanliegen ist nicht das *Zeit*management: Es geht um *Energie-* und *Motivations*management! Wenn dein System nicht mehr funktioniert, ist es an der Zeit, sich weiterzuentwickeln. Alle Zeit der Welt hilft dir nicht, wenn dein Motivationsspeicher leer ist.

Wenn du dich mit dem Gedanken anfreundest, irgendwann auf ein neues Pferd zu steigen, behältst du die Kontrolle und fühlst dich nicht in deinem eigenen System gefangen.

Und weißt du, was das Beste daran ist? Du brauchst kein schlechtes Gefühl zu haben, wenn du die schicke neue To-do-App oder das trendige neue Produktivitätssystem ausprobierst (solange es einfach ist!). Wir wissen, dass Neues motivierend ist, also nehmen wir einfach an, was für uns funktioniert!

Plane den Umstieg ein, indem du akzeptierst, dass dich die meisten Produktivitätstools früher oder später langweilen, und sei proaktiv, damit du deine Aufgaben einfach auf etwas Neues übertragen kannst.

Strategie: Lagere das Problem aus

Manchmal gerät man in eine Sackgasse, wenn man ein Problem nicht klar erkennen kann. Man redet sich ein, dass man das Problem, das man zu lösen versucht, vollständig versteht. Aber irgendetwas ergibt keinen Sinn, und man kommt einfach nicht weiter.

Wenn dies passiert, versuche, das, womit du dich herumschlägst, auszulagern. Hole die Details aus deinem Kopf heraus, um sie eingehend zu untersuchen.

Hier sind einige schnelle Tipps, wie du am besten von dieser Strategie profitieren kannst.

Schreibe es auf

Stell dir vor, du schreibst eine E-Mail an einen Freund und erklärst ihm die Aufgabe, die einzelnen Schritte und das Ergebnis. Oder mach eine Skizze davon. Es muss nicht aufwendig sein.

Du kannst sogar eine Serviette oder einen beliebigen Zettel verwenden, damit es sich nicht zu sehr nach »Arbeit« anfühlt. Wichtig ist, das Problem zu visualisieren.

Erkläre es mit Worten

Wenn du jemandem ein Problem mit Worten erklärst, erkennst du manchmal die Lösung, während du noch mitten in der Erklärung steckst.

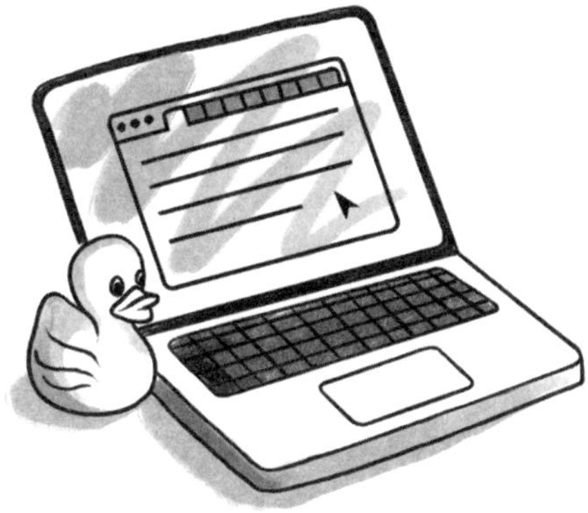

Diese Lösung ist so effektiv, dass in der Softwareentwicklung ein Prozess namens »Rubber-Duck-Debugging« zu einem bewährten Verfahren geworden ist. Es funktioniert folgendermaßen: Jedes Mal, wenn ein Entwickler mit einem heiklen Problem zu kämpfen hat, wird von ihm erwartet, dass er sein Problem zuerst einer Gummiente erklärt (egal ob echt oder imaginär).

Hat man das Problem laut ausgesprochen, kann man es oft selbst lösen, ohne einen viel beschäftigten Kollegen damit belästigen zu müssen. Und tatsächlich haben viele Softwareentwickler eine echte

Gummiente auf ihrem Schreibtisch, um sich daran zu erinnern, es so zu machen.

Indem man sein Problem externalisiert (d.h. es aus seinem Kopf verbannt), entdeckt man oft Knackpunkte oder Wissenslücken, die man vorher nicht erkannt hat. Warum nicht mal ausprobieren?

Strategie: Such dir ein Double

Body Doubling ist ein seltsamer Name für eine Strategie, wenn man noch nie zuvor von ihr gehört hat, aber im Grunde genommen bedeutet es nur, in Gegenwart von jemand anderem zu arbeiten.

Als Kind habe ich es nie geschafft, mein Zimmer in Ordnung zu halten (und um ehrlich zu sein, bin ich als Erwachsener nicht viel besser). Immer, wenn ich versuchte, aufzuräumen, wurde ich von einem nostalgischen Gegenstand abgelenkt, den ich in die Hand nahm, etwa ein altes Gedichtheft, ein Foto aus vergangenen Jahren oder ein paar Karten von einem Spiel, das ich früher gespielt hatte. Ich konnte einfach nicht anfangen und dann auch noch konsequent bis zum Ende weitermachen.

Aber manchmal bat mich meine Mutter, aufzuräumen, während ich einen Freund zu Besuch hatte. Plötzlich schien es möglich zu sein. Die Anwesenheit einer anderen Person half mir, die Arbeit zu erledigen.

Wie die Sache mit dem Body Double funktioniert

Wenn du mit einem Body Double arbeiten möchtest, gibt es ein einfaches Modell, das zeigt, wie es funktioniert.

- Sag der anderen Person, was du für die Sitzung geplant hast (»Ich will an der Kapitelgliederung in meinem Buch arbeiten«).
- Stell dir den Timer für einen bestimmten Zeitraum (normalerweise 30–60 Minuten).
- Arbeite in der vorgesehenen Zeit ruhig vor dich hin.
- Teile der anderen Person am Ende der Sitzung mit, was du getan hast (»Ich habe die Gliederung fertiggestellt und mit dem Schreiben meines ersten groben Entwurfs begonnen«).

Das war's! Ziemlich einfach, und doch erstaunlich effektiv.

Allein dadurch, dass du gegenüber einer anderen Person deine Absichten äußerst, schaffst du eine Art sozialen Vertrag, der dich dazu motiviert, deine Arbeit zu erledigen. Das Beste daran: Es funktioniert auch, wenn die andere Person dich am Ende der Sitzung nicht danach fragt oder versucht, dich zur Rechenschaft zu ziehen. Allein ihre Anwesenheit reicht oft schon aus.

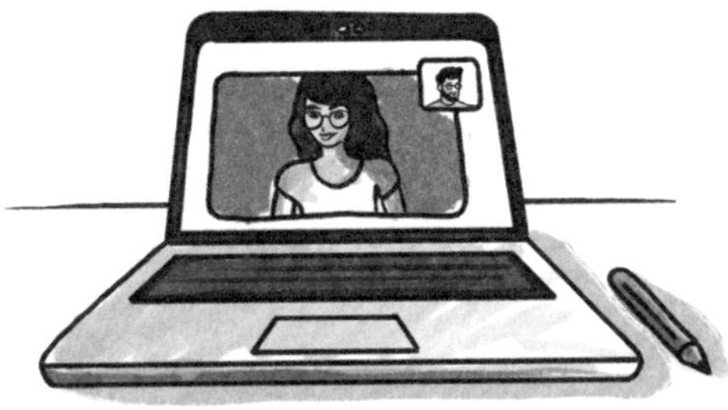

Ein Body Double kann sogar virtuell effektiv sein. Die andere Person braucht sich nicht im selben Raum aufzuhalten, sondern es reicht, wenn sie online dabei ist.

Es gibt viele Möglichkeiten, jemanden zu finden, der ein Body Double für dich sein kann:

- Frage Freund:innen, Familienmitglieder oder Kolleg:innen
- Tritt Online-Communitys bei, die Body-Doubling-Sitzungen veranstalten
- Melde dich für virtuelle Co-Working-Apps und -Dienste an

Die Planung dieser Body-Doubling- oder Co-Working-Sitzungen kann dazu beitragen, ein Gefühl von Routine und Gewohnheit zu entwickeln. Es kann dir auch dabei helfen, deine Ziele zu konkretisieren.

Oft setze ich mich an die Arbeit, und es vergehen Stunden, ohne dass ich etwas geschafft habe, und zwar, weil ich nicht klar definiert habe, was genau ich beabsichtigt habe. Aber da ich für eine Body-Doubling-Sitzung jemand anderem meine Absichten mitteilen muss – und weiß, dass der- oder diejenige fragen wird, wie es gelaufen ist –, zwingt mich die Teilnahme an diesem Prozess, mein Ziel klar zu formulieren und mich darauf zu konzentrieren.

Wenn du dich auf die Arbeit mit einem Body Double einlassen willst, ermuntere dich, konzentriert zu bleiben, indem du dir ein Ziel setzt und dir den Timer stellst. Wenn du beides tust, während du in Anwesenheit einer anderen Person arbeitest, erhöhst du deine Chancen auf eine produktive, konzentrierte Arbeitssitzung erheblich.

Strategie: Mach ein Spiel draus

Wenn du bei einer langweiligen Aufgabe wie der Steuererklärung oder einem Test nicht weiterkommst, versuche, ein Spiel daraus zu machen, um konzentriert zu bleiben. Es muss nicht kompliziert sein. Manchmal kann es schon helfen, etwas ein klein wenig anders zu machen, damit man leichter und schneller damit fertig wird.

Bei einem Test könntest du folgendermaßen vorgehen:

- Beantworte zunächst jede zweite Frage.
- Fang am Ende an und arbeite dich nach oben.
- Zeichne nach jeder fertigen Seite einen kleinen Doodle.

Zusätzlich kannst du auf weitere Motivationsstrategien zurückgreifen. Baue eine Herausforderung ein und verleihe der Aufgabe Dringlichkeit. Wie viele Fragen kannst du innerhalb von drei Minuten beantworten?

Gestalte langweilige Aufgaben spielerisch, damit du sie schneller und mit weniger innerem Widerstand erledigen kannst.

Strategie: Lass los

Wenn du an eine bevorstehende Aufgabe denkst oder sie auf deiner To-do-Liste stehen siehst, reagierst du wahrscheinlich gestresst. Das kann dazu führen, dass du dir wochen-, monate- (oder sogar jahre-) lang zusätzlichen Stress bescherst.

Vor diesem Hintergrund lohnt es sich, einige dieser Aufgaben regelmäßig neu zu bewerten – und sich nicht davor zu scheuen, sie ersatzlos zu streichen, wenn sie nicht mehr wirklich notwendig sind. Vielleicht musst du ja doch nicht alle deine Schallplatten in autobiografischer Reihenfolge neu ordnen?

Vielleicht plagt dich eine zu erledigende Aufgabe, für die es keine wirkliche Frist gibt. In solchen Fällen könntest du Folgendes ausprobieren: Schreib das, was zu erledigen ist, auf ein Stück Papier, falte es zusammen, und wirf den Zettel in ein Glas mit der Aufschrift »Irgendwann vielleicht«. Das kann dir helfen, loszulassen, ohne befürchten zu müssen, etwas zu vergessen. Schließlich steckt es in dem Glas.

Manchmal kannst du eine Aufgabe auch auf einen Zettel schreiben und einfach in den Müll werfen. Du kannst nicht alles schaffen. Es ist in Ordnung, irgendwann zu entscheiden, dass eine Aufgabe, die einst so wichtig erschien, keine Priorität mehr besitzt.

Überprüfe ältere Aufgaben daraufhin, ob sie noch wichtig sind. Hab keine Angst, sie zu streichen, wenn sie nicht mehr zu deinen Lebensprioritäten passen.

Strategie: Aufgaben neu gestalten

Wie wir bereits besprochen haben, können alltägliche Hausarbeiten für das ADHS-Gehirn Kryptonit sein. Für mich sind sie es auf jeden Fall.

Langweilige, sich wiederholende Pflichten wie Wäsche zusammenlegen oder Treppe putzen sind einfach vollkommen witzlos. Aber man kann sie aufpeppen, indem man sie neu gestaltet:

- Falte die Wäsche in der Reihenfolge der Regenbogenfarben (ROGGBIV: Rot, Orange, Gelb, Grün, Blau, Indigo, Violett).
- Räume das Geschirr in der Reihenfolge vom größten zum kleinsten Teil weg.
- Putze zuerst jede ungerade Treppenstufe und dann jede gerade.

Vielleicht verdrehst du bei diesen Vorschlägen die Augen. Ich kann das verstehen, denn auf den ersten Blick wirken sie irgendwie albern, ja, sogar kindisch. Aber im Ernst, diese einfachen Änderungen deiner Herangehensweise können wirklich dazu beitragen, eine langweilige Aufgabe von einer Plackerei in etwas Lustiges und Ansprechendes zu verwandeln. (Na ja, zumindest lustiger und ansprechender.)

Strategie: Moduswechsel

Manchmal kommt man bei einem Problem nicht weiter, und nichts, was man tut, scheint einen weiterzubringen. Man steckt einfach in einer Sackgasse.

Wenn das passiert, zwinge dich nicht, konzentriert zu bleiben und weiterzuarbeiten. Mach eine Pause, und beschäftige dich mit etwas vollkommen anderem.

Geh spazieren oder spiele ein Musikinstrument. Kannst du jonglieren? Dann jongliere! Du brauchst etwas, was einen anderen Teil deines Gehirns beansprucht und dir hilft, in einen anderen Modus zu wechseln.

Wenn du dich dann wieder der lästigen Aufgabe zuwendest, kannst du sie mit neuem Schwung angehen, ja, vielleicht sogar wie etwas ganz Neues.

Achte darauf, wann sich dein Gehirn festfährt und deine Bemühungen reine Zeitverschwendung zu sein scheinen. Wechsle dann zu einer anderen Art von Aktivität, um dich zu erholen.

Strategie: Wettlauf gegen die Zeit

Einige der produktivsten Phasen in meinem Leben hatte ich immer dann, wenn ich gegen eine Deadline ankämpfen musste und nur noch wenig Zeit hatte (was für eine Herausforderung!). Diese Dringlichkeit kann für Menschen mit ADHS besonders motivierend sein. Setz dir also selbst eine Frist. Stell dir den Wecker, und verlange von dir, vor Ablauf der Zeit fertig zu werden. Lege kürzere Zeitabschnitte fest (15 Minuten oder weniger), um die Dringlichkeit zu erhöhen und etwas möglichst schnell zu schaffen.

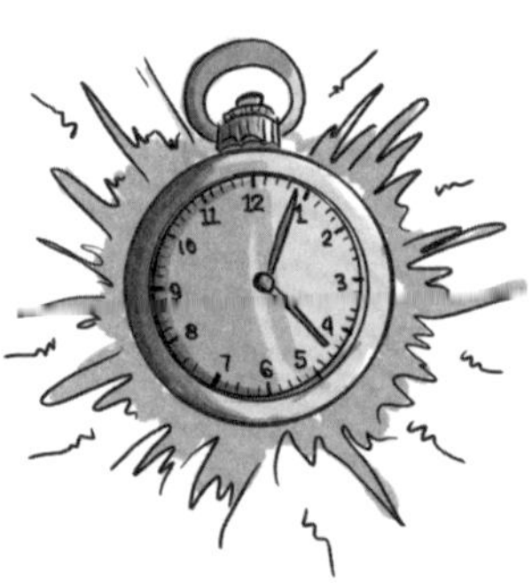

Fordere dich dazu heraus, eine Aufgabe innerhalb einer bestimmten Zeit zu erledigen.

Strategie: Lege eine Ta-da!-Liste an

Das Erstellen einer neuen To-do-Liste kann eine einschüchternde Wirkung haben. Normalerweise hat man ein leeres Blatt vor sich und reiht die Arbeiten auf, die man erledigen muss.

Bei einer Ta-da!-Liste fügt man Aufgaben hinzu, die man an diesem Tag bereits erledigt hat, egal ob groß oder klein, arbeitsbezogen oder nicht.

Ein Beispiel: Stell dir vor, du arbeitest schon seit einiger Zeit an einem großen Projekt, das dir auf der Seele liegt, hast aber das Gefühl, nicht richtig voranzukommen. Um dir Mut zu machen, schreibst du auf, was du bereits erledigt hast, um dir vor Augen zu führen, dass du durchaus etwas geschafft hast.

Folgendes könntest du in die Liste aufnehmen:

☑ Blumen gegossen
☑ mit dem Hund spazieren gegangen
☑ die Mülleimer vom Bordstein zurückgeholt
☑ fünf E-Mails beantwortet
☑ einen Kunden wegen des Projekts für nächste Woche angerufen

An einem besonders schwierigen Tag hast du vielleicht das Gefühl, dass es gar nichts gibt, was es wert wäre, auf die Liste gesetzt zu werden. Das ist in Ordnung!

Was mich betrifft, zählen auch die Basics:

☑ Habe mich komplett angezogen.
☑ Habe geduscht.
☑ Habe Kaffee gemacht.

Der Sinn deiner Ta-da!-Liste besteht nicht darin, andere zu beeindrucken, sondern dir dabei zu helfen, in die Gänge zu kommen und das aufregende Gefühl des Vorankommens zu spüren.

Sobald du deine Ta-da!-Liste erstellt hast, hakst du die Punkte ab. Jetzt, da dir deine Liste das Gefühl gibt, etwas erreicht zu haben, ist der richtige Zeitpunkt gekommen, neue Aufgaben hinzuzufügen, die an diesem Tag erledigt werden sollen.

Eine Ta-da!-Liste anzulegen, ist eine kleine Veränderung, die jedoch eine große Wirkung haben kann. Wenn du dir deine To-do-Liste ansiehst und die meisten Aufgaben bereits abgehakt hast – auch wenn es sich nicht unbedingt um monumentale Leistungen handelt –, ändert sich deine Perspektive. Alles andere auf der Liste lässt sich dann gleich zumindest ein bisschen leichter angehen.

Beginne mit einer Ta-da!-Liste, indem du Dinge aufschreibst und abhakst, die du bereits erledigt hast.

Strategie: Befasse dich mit Side Quests

Unter »Side Quests« versteht man in Videospielen kleinere Missionen, die man annehmen kann, um seinen Character auszugestalten und auf ein höheres Level zu gelangen, sodass sich die Chancen erhöhen, den Oberboss zu besiegen. Das Prinzip der Side Quests eignet sich jedoch auch hervorragend dazu, im wahren Leben umfangreiche Projekte zu bewältigen, insbesondere dann, wenn du scheinbar keine Fortschritte machst.

Anstatt zu versuchen, dich ausschließlich auf die Hauptaufgabe zu konzentrieren, solltest du dir eine verwandte Aufgabe suchen, die ein bisschen interessanter oder unterhaltsamer zu bewältigen ist. Etwas, durch das du in Schwung kommst. Umso besser natürlich, wenn es dich dem Endziel näher bringt.

Manchmal ist ein großes Projekt oder eine Aufgabe geradezu einschüchternd, doch dann entdeckt man einen Aspekt des Projekts, der besonders interessant ist und einen anzieht. Und plötzlich fließt auch der Rest des Projekts wie von selbst.

Ich zum Beispiel freue mich oft auf neue Designprojekte, weil sie mir einen Vorwand liefern, eine neue Technik anzuwenden, die ich schon immer einmal ausprobieren wollte. Das gilt unabhängig davon, ob mich das Projekt selbst anfangs begeistert oder nicht. Indem ich mich von der Seite her an die Aufgabe herantaste, baue ich genügend Schwung auf, um die größere Aufgabe anzugehen.

Aber aufgepasst: Manchmal können Nebenaufgaben zu einem eigenständigen Projekt werden und dich von deiner Hauptaufgabe ablenken. Stell dir die Uhr, um das regelmäßig zu überprüfen, zum

Beispiel auf zwanzig Minuten, um sicherzustellen, dass du nicht zu viel Zeit damit verschwendest, auf Nebenpfaden umherzuschweifen.

Wenn der Timer abgelaufen ist, frage dich: »Möchte ich diese Nebenmission fortsetzen, oder habe ich das nötige Level erreicht, um zum Hauptweg zurückzukehren?«

Suche dir Side Quests, die dir Schwung verleihen, wenn du nicht weiterkommst, und die dich deinem Ziel näher bringen.

Strategie: Setz die Kopfhörer auf

Such dir ein Album, einen Podcast oder ein Hörbuch aus, das du wirklich gerne hören möchtest, vielleicht etwas, was mit deinem aktuellen Hobby oder deiner neuesten Leidenschaft zu tun hat. Dann machst du dir zur Bedingung, dass du es nur hören darfst, während du Haushaltspflichten oder andere unliebsame Aufgaben erledigst.

Diese Einschränkung erfüllt einen doppelten Zweck. Erstens motiviert sie dich durch die unmittelbar interessante Belohnung, eine ungeliebte Aufgabe in Angriff zu nehmen, und zweitens verschafft sie deinem Gehirn den begehrten zusätzlichen Anreiz. Jetzt hast du etwas Interessantes, auf das du dich konzentrieren kannst, während du eine alltägliche Aufgabe erledigst.

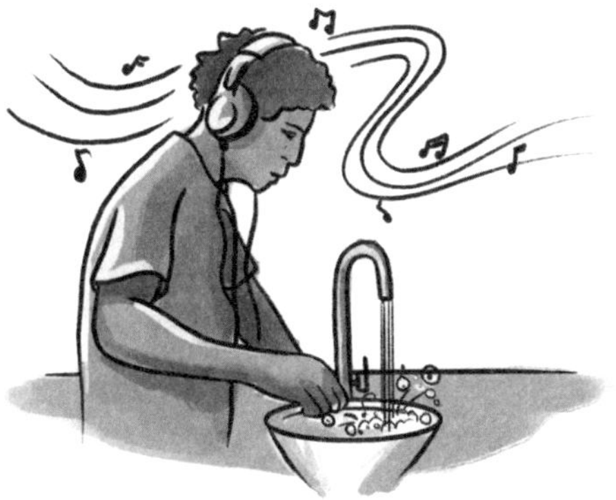

Ich persönlich trage immer Kopfhörer, wenn ich Arbeiten im Haushalt erledige. Auch wenn es nur ein oder zwei Minuten dauert, den Müll rauszubringen, setze ich die Kopfhörer auf und höre mir einen Podcast an.

Warum? Ich weiß, dass ich mich irgendwann von der Banalität dieser Aufgabe überwältigt fühlen würde, wenn ich es nicht täte. Ich würde hinterher denken: »Das hat keinen Spaß gemacht«, anstatt mich von einem interessanten Podcast ablenken zu lassen. Wenn es schwierig wird, eine lästige Pflicht zu erledigen, kann es sein, dass man sie für immer vermeidet.

Geh langweilige Aufgaben mit der unmittelbaren Belohnung und Ablenkung an, die das Hören von etwas Interessantem mit sich bringt.

ZEIT

Der zeitlose Verstand

Als ich zur Schule ging, wiederholte sich immer wieder dasselbe Szenario. Jedes Mal, wenn ich ein Referat schreiben musste, war es, als würde ich einen Wettlauf mit der Abgabefrist veranstalten. Ich wartete bis zum Abend davor, um das Referat fertig zu machen – ja, oft fing ich erst dann überhaupt damit an! Selbst wenn die Abgabefrist bedrohlich nahe gerückt war, schob ich die Arbeit bis spät in die Nacht auf.

Es spielte keine Rolle, um welches Thema es sich handelte. Ob ich daran interessiert war oder nicht, ich schob die Arbeit vor mir her.

Aber irgendwann – meist nach Mitternacht – schaltete mein Gehirn endlich in den Dringlichkeitsmodus. Die Frist fühlte sich endlich greifbar an, und ich begann, hektisch und konzentriert zu arbeiten.

Ich wusste, dass es zu spät war, der Aufgabe die Zeit zu widmen, die im Grunde erforderlich gewesen wäre, und mein Verstand raste verzweifelt, um fertig zu werden. Und das wurde ich auch! Normalerweise jedenfalls. Die Dringlichkeit des Augenblicks versetzte mir oft genau den Schubs, den ich brauchte. Panik in letzter Minute, meine Muse.

Menschen mit ADHS haben ein problematisches Verhältnis zur Zeit. Wir scheinen sie nicht auf die gleiche Weise wahrzunehmen wie die meisten neurotypischen Menschen.

Als Konzept ist Zeit sinnvoll. Wir glauben auch, es zu verstehen, doch in der Praxis wird es oft unklar, und die Minuten, Stunden und Tage verschwimmen ineinander.

Es ist, als hätten wir keine innere Uhr oder kein Zeitgefühl. Wir haben einen zeitlosen Verstand. Wir scheinen nur zwei Zustände zu verstehen: die Gegenwart (jetzt) und eine vage Version aller zukünftigen Zeit (nicht jetzt).

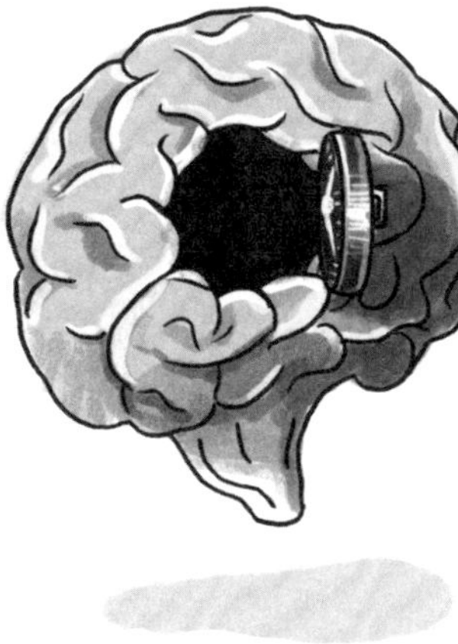

Um zu veranschaulichen, wie das aussieht, machen wir ein kurzes Gedankenexperiment. Stell dir vor, du gingest noch zur Schule und hättest ein großes Referat zu erstellen, das viel Arbeit erfordert.

Wie beurteilst du die Dringlichkeit des Projekts in der Zeit vor dem Abgabetermin? Wenn du so tickst wie ich oder viele andere Menschen mit ADHS, sieht es in etwa so aus:

- **Fünf Wochen vor der Abgabe**

Mehr als einen Monat entfernt ist »nicht jetzt«, also schiebst du das Projekt auf, ignorierst oder vergisst es. Vielleicht denkst du: »Ich habe später noch viel Zeit dafür«, ohne wirklich zu kalkulieren, wie viel Arbeit erforderlich ist oder wie viel Zeit dir tatsächlich zur Verfügung steht.

- **Fünf Tage vor dem Termin**

Das ist immer noch »nicht jetzt«. Vielleicht machst du dir langsam Sorgen, aber es fühlt sich immer noch so an, als wäre es ein Problem, mit dem sich dein zukünftiges Ich befassen müsse.

- **Fünf Stunden bis zur Abgabe**

Oh je, »jetzt« steht nun unmittelbar bevor. Der Druck steigt, und plötzlich wird es Zeit, aktiv zu werden. Und das wirst du!

- **Fünf Minuten bis zur Abgabe**

Zeit für den Panikmodus! »Jetzt« ist da, und du arbeitest hektisch bis zum Termin (und oft darüber hinaus), um die verbleibende Arbeit rechtzeitig zu erledigen.

Zeiteinschätzung

Eine Studie aus dem Jahr 2023 über ADHS und Zeitwahrnehmung zeigt, dass Menschen mit ADHS erhebliche Schwierigkeiten mit der Zeiteinschätzung haben.[6] Es überrascht nicht, dass dies einen massiven Einfluss auf das tägliche Berufs- und Privatleben haben kann. Unter diesen Voraussetzungen ist es nämlich schwierig, einen zukunftsbezogenen Zeitplan einzuhalten oder die Erwartungen bezüglich der (zukünftig zu erledigenden) Arbeit zu erfüllen.

Ich hatte von jeher Schwierigkeiten damit, abzuschätzen, wie lange es dauern würde, Projekte oder Aufgaben abzuschließen. Manchmal vermeide ich eine Aufgabe wochen- oder monatelang, weil der Zeitaufwand erheblich zu sein scheint. Aber wenn ich die Aufgabe dann endlich in Angriff nehme, wie zum Beispiel das Ausräumen meines Autos, dauert es vielleicht nur knapp zwanzig Minuten statt der erwarteten mehreren Stunden. Ich hätte es wahrscheinlich einfach hinter mich bringen sollen.

Vor Jahren habe ich als freiberuflicher Webdesigner gearbeitet. Eine meiner größten Herausforderungen bestand darin, zu kalkulieren, welches Honorar ich für ein neues Projekt veranschlagen sollte. Wenn ich versuchte, abzuschätzen, wie lange ich für ein Projekt brauchen würde, wusste ich nie genau, ob es eher fünf oder fünfzig Stunden in Anspruch nehmen würde. Die Sache war umso komplizierter, als ich mich noch am Anfang meiner Laufbahn befand und oft befürchtete, dass mein Kostenvoranschlag zu hoch sein würde. Ich unterbot mich ständig selbst und dachte, ich könnte alles in viel kürzerer Zeit erledigen, als realistisch war.

Wenn ich die erwartete Anzahl an abrechenbaren Stunden überschritten hatte, arbeitete ich bis spät in die Nacht, um die verlorene Zeit aufzuholen und wettzumachen.

Diese Probleme mit der Zeiteinschätzung können auch zu chronischer Prokrastination führen.

Ich nahm oft spannende neue Projekte an oder ergriff Chancen, überließ sie dann aber dem »Zukunfts-Jesse«. Stets hatte ich das Gefühl, dass ich morgen irgendwie mehr Zeit haben würde. Aber das

Problem war: Der zukünftige Jesse war ich! Und nie schien ich diese magische Extrazeit zu haben.

Indem ich die Projekte vor mir herschob, häufte ich nur einen Berg an Arbeit an, mit dem ich mich irgendwann befassen musste.

ADHS-Burn-out

Da Menschen mit ADHS Probleme mit der Zeiteinschätzung haben, nehmen sie die inneren Warnungen nicht so wahr wie neurotypische Menschen, wenn sie Dinge aufschieben. Es gibt keinen Alarm, der schreit: »Dafür ist später nicht genug Zeit!«. Am Ende steht man vor einer wachsenden Liste anstehender Aufgaben – Verpflichtungen, die man vor sich hergeschoben, und große Projekte, die man unterschätzt hat –, bis sie alle gleichzeitig fällig werden und man in Panik gerät.

Oft ist Burn-out die Folge, wenn einen Überengagement einholt und überfordert. Gerade war man noch obenauf – und plötzlich scheint alles gleichzeitig zusammenzubrechen.

Es kommt zu einem wiederkehrenden Zyklus. Man verpflichtet sich, etwas zu tun, das einen interessiert oder mit dem man sich auskennt. Dann kommt eine weitere Gelegenheit und man springt auch darauf an. Dann verpflichtet man sich zu einer anderen Sache, und noch einer und noch einer.

Ich habe die schlechte Angewohnheit, Verpflichtungen einzugehen, weil ich die Fähigkeit dazu habe, ohne zu überlegen, ob ich auch die Zeit, Energie oder Motivation dafür aufbringen kann.

Manchmal habe ich das Gefühl, mit Kettensägen zu jonglieren, indem ich ständig neue Verpflichtungen hinzufüge. Kettensägen jonglieren ist natürlich aufregend, und es wird umso spannender, je mehr Kettensägen man hinzufügt. Und diese Aufregung kann definitiv auch unsere auf Neues fixierte Motivation auslösen!

Doch irgendwann werden wir von diesen vielen Verpflichtungen müde. Erschöpfung setzt ein. Es ist kein schöner Anblick, all diese Kettensägen gleichzeitig herunterkrachen zu sehen.

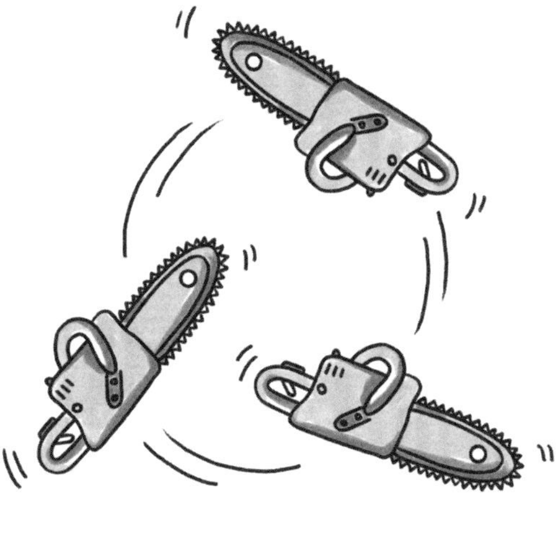

Strategien für den Umgang mit dem zeitlosen Verstand

Schwierigkeiten mit Zeitwahrnehmung und Zeitmanagement können uns oft an den Rand eines Burn-outs bringen (oder darüber hinaus: an den Abgrund). Um dies zu vermeiden, ist es wichtig, Strategien zu entwickeln, die dabei helfen, die Zeit besser im Auge zu behalten und mit zukünftigen Verpflichtungen umgehen zu können.

Strategie: Lerne, höflich Nein zu sagen

Es ist so einfach, zu etwas Ja zu sagen, wenn es nach einer aufregenden Gelegenheit klingt. Da dir jedoch die »Keine Zeit!«-Alarmglocke fehlt, bringt dich diese Neigung in Schwierigkeiten.

Wähle mit Bedacht und sage nicht allem zu. Nimm dir mehr Zeit, um neue Verpflichtungen zu überprüfen, bevor du sie eingehst. Schau in deinen Kalender, oder frage eine Freundin, die dich gut kennt, um sicherzustellen, dass du dir nicht zu viel aufbürdest.

Anstatt jede neue Gelegenheit beim Schopf zu ergreifen oder zu jeder Anfrage Ja zu sagen, findest du im Folgenden ein paar Vorschläge für alternative Antworten.

- »Ich würde gerne, aber ich muss vorher in meinen Terminkalender schauen.«
- »Ich kann jetzt nicht, aber vielleicht beim nächsten Mal!«

- »Oh, das klingt toll. Bis wann brauchen Sie eine Antwort? Ich möchte mich nicht übernehmen.«
- »Ich muss erst sicherstellen, dass ich Zeit habe, um mich voll und ganz darauf konzentrieren zu können.«

Oft sagen wir spontan Ja und bereuen es später, wenn es zu spät ist, um einen Rückzieher zu machen (und man sich an seine vielen anderen Verpflichtungen und Termine erinnert). Dieses Bedauern führt oft zu Panik und Überforderung.

Die ADHS-Betroffene und Influencerin René Brooks sagt, dass man »sein Ja mit seinem Leben verteidigen« sollte.[7] Bleibe stark und wähle bewusst ein »Nein« als Standardantwort. Vermeide es, jede einzelne neue Gelegenheit zu ergreifen, die sich dir bietet. Ich weiß, wie schwer das sein kann, besonders wenn einem eine neue und aufregende Chance in den Schoß fällt. Aber wenn du keine Zeit hast … tja, nun, dann hast du keine Zeit.

Strategie: Setz dir zeitbasierte statt ergebnisorientierte Ziele

Wenn du an ADHS leidest, fällt es dir aufgrund deines zeitlosen Verstandes oft schwer, den benötigten Zeitaufwand richtig einzuschätzen. Manchmal überschätzt du, wie lange etwas dauert, dann unterschätzt du es wieder. Aber nie scheint die Zeit so zu vergehen, wie du es erwartest.

Anstatt dich deswegen fertigzumachen, solltest du deinen Arbeitsablauf so anpassen, dass er besser zur Funktionsweise deines Gehirns passt.

Verzichte auf ergebnisorientierte Ziele, die in der Regel wie folgt formuliert sind:

- »Ich werde dieses Paper heute fertig schreiben.«
- »Ich werde an diesem Wochenende das ganze Büro putzen.«
- »Ich werde heute Abend meine Steuererklärung machen.«

Diese Art von Zielen führt zum Scheitern, da deine Schätzungen oft ungenau sind. Dann bist du frustriert wegen deines mangelnden Fortschritts, was dich zusätzlich demotiviert.

Setz dir stattdessen zeitbasierte Ziele:

- »Ich werde eine Stunde lang schreiben.«
- »Ich werde zwanzig Minuten lang putzen.«
- »Ich werde bis 20 Uhr an meiner Steuererklärung arbeiten.«

Wenn du diese Aufgaben erledigt hast, trage sie in ein Zeitprotokoll ein. In Zukunft kannst du, anstatt zu schätzen, wie lange eine Aufgabe dauern wird, einfach in deine Historie schauen. Mit der Zeit wirst du über eine umfangreiche Datenbank verfügen, auf die du zurückgreifen kannst, um deine Einschätzung zu verbessern.

Strategie: Triff Mikro-Vereinbarungen mit dir selbst

Für jemanden mit ADHS können selbst einfache Tätigkeiten zu entmutigend sein, um damit zu anzufangen. Eine langweilige Aufgabe wie das Geschirrspülen kann für uns so aussehen, als würde sie Stunden dauern.

Der Trick besteht darin, die Aufgabe lächerlich einfach aussehen zu lassen. Nimm dir nicht vor, das ganze Geschirr zu spülen, sondern nur, drei Teller zu spülen. Oder sogar nur einen einzigen.

- Dein Büro ist ein Chaos? Nimm dir vor, zwei Gegenstände vom Schreibtisch zu räumen.
- Du willst mehr Sport treiben? Nimm dir vor, zwei Liegestütze zu machen, oder zieh vielleicht einfach nur Sportklamotten an.

Das war's schon.

Wenn man einmal angefangen hat, macht man oft viel mehr als zunächst geplant. Aber selbst, wenn nicht, ist dieser Mikroschritt zumindest ein (winziger) Schritt in die richtige Richtung!

Finde einen Anfang, indem du eine Mikro-Vereinbarung mit dir selbst triffst – es ist eine schnelle und einfache Möglichkeit, Fortschritte zu erzielen.

Strategie: Verwende visuelle Timer

Eine der einfachsten und effektivsten Strategien, um konzentriert zu bleiben, ist die Verwendung eines visuellen Timers. Wenn ich arbeite, ist bei mir fast immer einer im Einsatz.

Da wir Schwierigkeiten haben, Zeit konzeptionell wahrzunehmen, hilft uns ein visueller Timer, indem er die Zeit zu etwas Physischem macht, das wir sehen können. Während der Timer herunterzählt, können wir beobachten, wie die visuelle Darstellung der Zeit kleiner wird, was uns hilft, die Bewegung der Zeit zu spüren.

Dies kann dazu beitragen, den Motivator »Komplettieren« von den 4 Ks zu aktivieren, wodurch wir eine gewisse Dringlichkeit verspüren und die nötige Dynamik aufbauen können. Die visuelle Veränderung einer schrumpfenden Linie erzeugt einen gewissen Druck, der einen in Bewegung versetzt.

Ich empfehle insbesondere die Pomodoro-Technik. Dabei stellt man einen Timer auf 25 Minuten Arbeit und fünf Minuten Pause ein. Dies wird drei- bis viermal hintereinander wiederholt, dann folgt eine längere Pause.

Das 25/5-Verhältnis ist jedoch keine feste Regel; verwende die für dich passende Aufteilung! Ich mag längere Arbeitssitzungen (und längere Pausen), also kalkuliere ich zum Beispiel vierzig Minuten Arbeit und zwanzig Minuten Pause ein.

Bei meiner Tochter streuen wir den Motivator »Kreieren« ein und verwenden eine großzügigere Portion Pause. Sie macht acht Minuten lang Hausaufgaben und zeichnet dann in ihrer Achtminutenpause Comic-Hunde.

Das Wichtigste ist nicht unbedingt, aufzuhören, wenn der Timer abläuft, sondern zu entscheiden, ob man weitermachen möchte. Wenn ich mit einem Countdown arbeite, gerate ich in die Hyperfokussierung, und der Timer erinnert mich daran, wie die Zeit vergeht. Wenn der Timer abläuft und ich noch nicht bereit für eine Pause bin, stelle ich ihn einfach zurück und überspringe die Pause, um weitere vierzig Minuten zu arbeiten.

So oder so habe ich die Kontrolle. Ohne den Timer könnten drei Stunden vergehen, in denen ich hilflos von einer Sache zur nächsten springe oder viel zu lange in eine einzige Aufgabe vertieft bin. Ich kann mir nicht aussuchen, wie ich diese Zeit verbringe. Ein visueller Timer gibt dir die Kontrolle zurück, indem er dich sanft an deinen Hyperfokus erinnert.

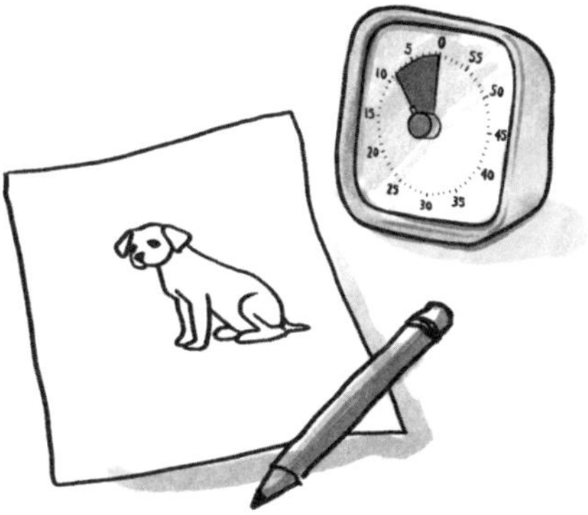

Wenn du feststellst, dass du Pausen auslässt und es später bereust, lege im Voraus Regeln fest! Füge dem Timer ein Post-it hinzu, auf dem steht: »Muss aufhören!«, oder vielleicht sogar ein Kontrollkästchen neben dem Satz »Ich habe eine Pause gemacht«.

Selbst wenn du dir nur einen kurzen Moment Zeit nimmst, um dir die Beine zu vertreten, ein Glas Wasser zu trinken, auf die Toilette zu gehen oder dir einen Kaffee zu holen, reicht das manchmal schon aus, um dich zu zentrieren und neue Energie zu tanken.

Du kannst auch den **Konkurrieren**-Motivator nutzen, indem du dir eine Aufgabe stellst.

- Wie viele Wörter kannst du in zwanzig Minuten schreiben?
- Kannst du jede zweite Frage beantworten, bevor die Zeit abläuft?
- Vielleicht kannst du die gesamte Aufgabe vorzeitig erledigen und dann eine extra lange Pause einlegen.

Verwende visuelle Timer, um dein Zeitmanagement im Griff zu behalten und eine Dringlichkeit zu erzeugen, die dich motiviert.

Immer zu spät oder immer zu früh, nie pünktlich

Während ich dieses Buch schrieb, unterrichtete ich einige der Inhalte in einem Live-Online-Kurs über ADHS. Kurz vor Beginn des Kurses schaute ich mir bei der Vorbereitung mein Video an und bemerkte, dass mein Hintergrund ein wenig unausgewogen wirkte. Ich beschloss, dass ich eine Pflanze brauchte, um den Look zu vervollständigen.

Zum Glück hatte ich vor ein paar Wochen zufällig die perfekte Pflanze in einem Geschäft in der Nähe gesehen. Es war eine hohe Pflanze, sodass ich nicht einmal einen Tisch oder etwas anderes brauchte, um sie zu platzieren.

Ich schaue auf die Uhr – noch eine Stunde bis Kursbeginn. »Ich habe noch viel Zeit«, sage ich mir. »Ich kann mir unterwegs sogar einen Kaffee und einen schnellen Happen zu essen holen.«

Der Laden ist nur eine kurze Autofahrt entfernt, weniger als zehn Minuten. Aber als ich hineinkomme, stelle ich fest, dass die große Pflanze, die ich haben möchte, nicht mehr da ist. Mist. Ich verbringe einige Zeit damit, mir andere anzusehen, und entscheide mich schließlich für eine kleinere Pflanze, die die richtige Ausstrahlung hat.

Perfekt! Jetzt brauche ich nur noch einen kleinen Tisch, auf den ich die Pflanze stellen kann …

Einige Zeit später gehe ich mit meiner Pflanze, einem kleinen Tisch, einer coolen kleinen Lampe und einigen neuen Stiften auf die Kassen zu. Ich sehe, dass sich eine Schlange gebildet hat – eine lange Schlange. Plötzlich erinnere ich mich daran, dass es so etwas wie Zeit gibt, und schaue auf meine Uhr: Der Kurs beginnt in dreißig Minuten. Oh nein! Panik!

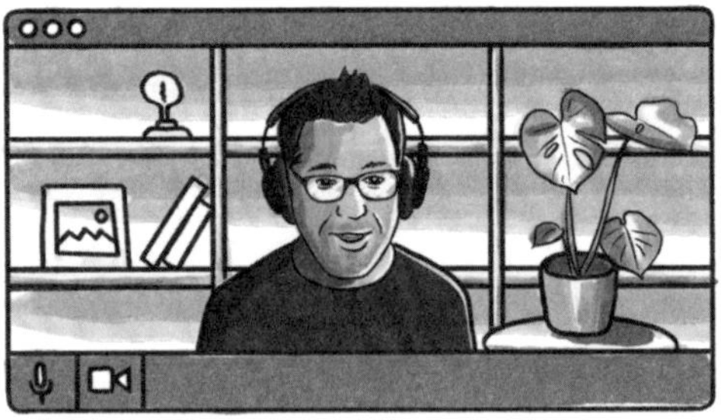

Nach einer gefühlten Ewigkeit bin ich dran und renne mit noch 15 Minuten bis zum Beginn des Kurses zu meinem Auto. Man könnte meinen, ich sei erleichtert gewesen, als ich sah, dass ich rechtzeitig nach Hause kommen würde und sogar noch fünf Minuten Zeit hätte. Falsch! Stattdessen sah ich die Gelegenheit, mir noch schnell einen Kaffee zu holen.

Die Chancen stehen gut, dass dir diese albtraumhafte Erfahrung bekannt vorkommt. Menschen mit ADHS haben oft Schwierigkeiten, pünktlich zu Terminen zu erscheinen, weil ihr Zeitgefühl äußerst diffus ist. Das führt oft dazu, dass wir bei jeder Gelegenheit zu spät kommen, für die es eine feste Zeit gibt. (Andere Menschen mit ADHS haben vielleicht gelernt, überzukompensieren, und kommen immer zu früh, weil sie Angst davor haben, zu spät zu kommen.)

Immer wenn ich für einen Termin oder ein Meeting aus dem Haus gehe, fallen mir plötzlich fünf Dinge ein, die ich noch »ganz schnell« erledigen muss. Sind diese Dinge wichtig oder notwendig, bevor ich das Haus verlasse? Normalerweise nicht. Aber ich ertappe mich dabei, wie ich trotzdem versuche, sie zu erledigen.

Mein Gehirn erzählt mir Lügen wie »Das kannst du unterwegs erledigen« und »Vielleicht hast du grüne Welle«. Ich vergesse auch sehr gerne, wie lange es dauert, einen Parkplatz zu suchen. Oder das Gebäude zu finden. Oder dass es so etwas wie Verkehr gibt.

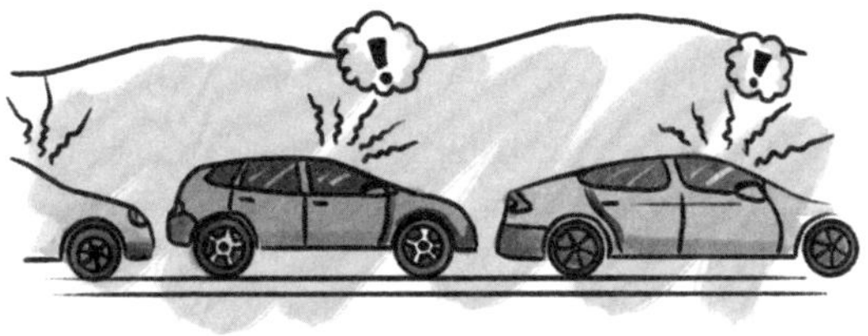

Es ist, als ob mein Gehirn die Dringlichkeit eines anstehenden Termins spürt und denkt: »Hey, diese Dringlichkeitsenergie ist motivierend – wir müssen sie nutzen, um noch etwas anderes zu erledigen!« Also arbeite ich hektisch an willkürlichen Aufgaben und komme ohne plausible Entschuldigung zu spät zu einem Pflichttermin.

Es spielt nicht einmal eine Rolle, wie wichtig der Termin ist! Ich bin schon zu spät zu Vorstellungsgesprächen gekommen, weil ich dachte, ich hätte vorher noch Zeit, die Post zu sortieren oder eine E-Mail zu beantworten, die ich schon seit Wochen ignoriert hatte.

Andere Menschen mit ADHS haben das gegenteilige Problem und kommen stattdessen immer viel zu früh.

Manchmal ist dies ein erlerntes Verhalten oder sogar eine Reaktion auf ein Trauma, nachdem man jahrelang wegen Unpünktlichkeit in Schwierigkeiten geraten ist. Man denkt: »Ich muss alles tun, um nicht zu spät zu kommen, auch wenn das bedeutet, vierzig Minuten zu früh zu erscheinen.«

Bei anderen kann es an einer Überkompensation liegen – die Angst übernimmt die Kontrolle, und die Sorge, als »unpünktliche Person« bloßgestellt zu werden, treibt einen dazu, als Erster anzukommen.

Wenn man das Gefühl hat, sein Leben nicht mehr unter Kontrolle zu haben, kann das Zufrühkommen eine Möglichkeit sein, seine Autonomie zurückzugewinnen.

Der Wartemodus

Ein weiteres Problem, das ADHS-Betroffene, die immer zu spät kommen, und ADHS-Betroffene, die immer zu früh kommen, gleichermaßen betrifft, ist der Wartemodus.

Wenn man nachmittags ein Meeting oder einen Termin hat, kann es sein, dass man sich auf nichts anderes konzentrieren kann. Man befindet sich im Wartemodus. Es ist fast wie Grübeln; man stellt fest, dass man, egal worauf man sich fokussieren will, immerzu nur an das bevorstehende Meeting denkt. Man ist in einer exekutiven Dysfunktion gefangen und kann sich auf nichts anderes mehr konzentrieren.

Unter diesen Umständen entscheiden sich die Zufrühkommer vielleicht dafür, früh zu kommen, weil sie das Gefühl haben, sowieso nichts anderes mehr zu schaffen. Eine Person, die zu allem zu spät kommt, empfindet vielleicht anfangs ähnlich, aber wenn der Druck zunimmt, versucht sie plötzlich, jede Menge zu erledigen – und kommt (wie üblich) zu spät.

Strategien zur Vermeidung von chronischer Unpünktlichkeit und Wartemodus

Selbst wenn man schon, solange man denken kann, ein »Zuspätkommer« ist, gibt es die Möglichkeit, etwas daran zu ändern. Hier sind einige einfache Tipps, wie du deine Zeit besser in den Griff bekommst.

Führe ein Zeitprotokoll

Verwende eine Stoppuhr oder eine Timer-App, um aufzuzeichnen, wie lange du brauchst, um irgendwohin zu gelangen. Schätze die Zeit, bevor du dich auf den Weg machst, und vergleiche sie dann mit der tatsächlichen Dauer. Starte die Stoppuhr, sobald du das Haus verlässt, und lass sie laufen, bis du wirklich angekommen bist (d. h. nicht nur, bis du auf den Parkplatz fährst).

Notiere die benötigte Zeit in einer passenden App auf dem Handy – irgendwo, wo du in Zukunft schnell darauf zugreifen kannst, um besser einschätzen zu können, wie lange die Reise *wirklich* dauert.

Berücksichtige sämtliche Schritte, die im Rahmen des Reiseprozesses erforderlich sind.

- Hast du vor, unterwegs einen Kaffee zu trinken, zu tanken oder andere Besorgungen zu machen?
- Fährst du zu einer Tageszeit los, zu der wahrscheinlich mehr Verkehr herrscht?
- Wie lange dauert es, zu parken? Vom Parkplatz zu deinem Ziel zu laufen?
- Musst du in ein oberes Stockwerk, sodass du mit dem Aufzug fahren musst? Musst du dich an einer Rezeption melden?

Denk daran, dass diese ganzen Extras (Parken, Strecke zu Fuß zurücklegen und Auffinden des Ortes im Gebäude) Teil deiner Zeitberechnung sind. Wenn du jeden Schritt aufzeichnest, erhältst du eine realistische Zeitdauer, auf die du dich beziehen kannst, wenn du das nächste Mal dieselbe Strecke zurücklegen musst.

Verwandle den Warte- in den Denkmodus

Wenn du im Wartemodus feststeckst, besteht eine produktive Möglichkeit, deine nervöse Energie zu kanalisieren, darin, dass du ein Tagebuch über das führst, was dich beschäftigt. Schreibe frei über das Meeting oder die Veranstaltung, auf die du wartest, und notiere alles, worüber du dir Sorgen machst oder worüber du zu viel nachdenkst.

Wahrscheinlich wirst du feststellen, dass sich der Wartemodus abschwächt, sobald du diese Bedenken aufgeschrieben hast, und dass deine Aufmerksamkeit auf andere Dinge gelenkt wird. (Das ist zumindest meine Erfahrung.)

Unternimm etwas, was Spaß macht

Wenn du weißt, dass du längere Zeit im Wartemodus feststecken wirst, akzeptiere, dass du in dieser Phase wahrscheinlich nichts Wichtiges erledigen kannst. Das Gute daran ist, dass du stattdessen etwas Unterhaltsames oder Interessantes tun kannst. Der Versuch, etwas Wichtiges zu erledigen und daran zu scheitern, wird dich nicht aus dem Wartemodus befreien. Nutze also die Gelegenheit, dich zu amüsieren.

Probiere ein neues Hobby aus, lies einen interessanten Artikel, geh spazieren oder unterhalte dich mit einem Kollegen. Manchmal kann dir das sogar dabei helfen, die Motivation und Konzentration aufzubauen, die du benötigst, um an etwas Wichtigem zu arbeiten.

Aber stell dir einen Wecker (oder drei), damit du die eigentliche Aufgabe, auf die du wartest, nicht versäumst!

Ist dringend = wichtig?

Oft werden die Begriffe »wichtig« und »dringend« durcheinandergebracht, insbesondere von Menschen, die mit einer verzerrten Zeitwahrnehmung zu kämpfen haben.

Wichtige Aufgaben haben langfristige Auswirkungen und bringen uns unseren langfristigen Zielen näher. Beispiele hierfür sind das Erlernen einer neuen Fähigkeit, der Aufbau von Beziehungen oder die Arbeit an einem großen Projekt. Diese haben oft keine unmittelbare Frist, sind aber für langfristige Entwicklung und Erfolg von entscheidender Bedeutung.

Dringende Aufgaben tauchen oft unerwartet auf und müssen sehr zeitnah erledigt werden, unabhängig von ihrer langfristigen Auswirkung. Zum Beispiel muss man ein Projekt angesichts einer schnell näher rückenden Frist dringend abschließen, eine dringende Bitte des Chefs erfüllen, etwas reparieren, was gerade kaputtgegangen ist, auf einen Notfall reagieren usw.

Ein riesiges Projekt, das in vierzig Tagen fällig ist, ist wichtig. Aber *alles*, was in vierzig Minuten fällig ist, fühlt sich dringend an.

Das Problem ist, dass die Energie einer *dringenden* Aufgabe dazu führen kann, dass sie sich *wichtig* anfühlt. Unser Gehirn priorisiert das Jetzt gegenüber der Zukunft. Dringende Aufgaben drängeln sich an die Spitze unserer To-do-Liste und schieben die Dinge beiseite, die eigentlich wichtig sind.

Was dringend ist, erfordert unmittelbare Aufmerksamkeit. Das Gefühl, dass man etwas sofort tun muss, weil es sonst zu spät ist, verschleiert die Tatsache, dass das, was unsere Aufmerksamkeit erregt, wahrscheinlich in Wahrheit nicht besonders wichtig ist (und uns in der Tat weiter von unseren langfristigen Zielen entfernen könnte). Wir geraten in den Griff der Last-Minute-Panik.

Da Menschen mit ADHS besonders durch diese Dringlichkeit und nicht durch die Wichtigkeit motiviert werden, müssen wir andere Wege finden, um wichtige Aufgaben zu priorisieren, damit sie nicht auf der Strecke bleiben.

Strategien, um Wichtigkeit über Dringlichkeit zu stellen

Es ist leicht, sich mit dringenden Aufgaben zu verzetteln, die immer wieder auftauchen. Entscheidend ist, daran zu denken, dass nicht alle dringenden Aufgaben tatsächlich wichtig sind. Es folgen einige Strategien, die dir helfen sollen, Wichtigkeit über Dringlichkeit zu stellen, damit du deine Zeit optimal nutzen kannst.

Mach es offensichtlich

Wenn ein großes Projekt oder eine Aufgabe eine langfristige Deadline hat, ist es leicht, es zu vergessen, bis die Dringlichkeit einsetzt. Wenn du eine wichtige Aufgabe hast, schreib dir die Frist dort auf, wo du sie sehen kannst, und zwar in einer großen, gut lesbaren Schrift. Gute Möglichkeiten sind:

- ein Whiteboard
- Haftnotizen

- Bildschirmhintergrund oder Smartphone-Hintergrund

Alles, was visuell ist und deine Aufmerksamkeit erregt, hilft dir, die wichtige Aufgabe in den Vordergrund deines Verstandes zu rücken. Manchmal verschmelzen diese offensichtlichen visuellen Elemente mit deiner Umgebung, daher nimm dir die Zeit, sie aufzupeppen: Klebe die Haftnotizen an neue Stellen, füge um deine Erinnerung herum kleine Kritzeleien auf dem Whiteboard hinzu usw.

Mach wichtige Aufgaben offensichtlich und sichtbar, damit sie dir nicht erst in letzter Minute einfallen.

Erinnere dich daran

Eine weitere gute Möglichkeit, wichtige Aufgaben und Fristen im Auge zu behalten, besteht darin, sich Erinnerungen einzurichten. Sie halten dir bevorstehende Fristen vor Augen und helfen dir, Aufgaben zu priorisieren, die du im alltäglichen Chaos deines Lebens leicht vergisst.

Hier sind ein paar einfache Möglichkeiten, um sicherzustellen, dass du an Wichtiges erinnert wirst:

- **Richte Erinnerungen ein.** Wenn du Aufgaben hast, die in regelmäßigen Abständen erledigt werden müssen, solltest du einen Alarm auf deinem Handy oder Computer einrichten, der dich daran erinnert.
- **Plane E-Mails an dich selbst.** Wenn du deine E-Mails regelmäßig abrufst, kannst du die E-Mail so planen, dass sie zu einem bestimmten Zeitpunkt in deinem Posteingang angezeigt wird. Du kannst diese Strategie für eine bestimmte Erinnerung verwenden oder eine Liste mit Dingen führen, an die du erinnert

werden möchtest. Beispielsweise könntest du festlegen, dass die E-Mail jeden Montagmorgen zu Beginn deiner Woche zugestellt wird.

- **Verwende eine Erinnerungs-App.** Es gibt einige sehr nützliche mobile Apps zur Nachverfolgung von Erinnerungen; bei den meisten Handys sind sogar schon welche vorinstalliert. Ich bevorzuge Apps, mit denen man eine Erinnerung einfach auf später verschieben kann. Auf diese Weise kann ich nicht den Fehler machen, sie als erledigt zu markieren, wodurch die Benachrichtigung verschwindet – nur um dann zu vergessen, die Erinnerung zu bearbeiten. Ich habe eine strenge Regel für Erinnerungen: Ich markiere sie erst dann als erledigt, wenn sie tatsächlich erledigt sind. Wenn du feststellst, dass du bestimmte Erinnerungen ignorierst, entferne sie! Mach die Erinnerungen, die noch funktionieren, nicht unwirksam. Überdenke, warum du bestimmte ignorierst, und finde einen anderen Ansatz.
- **Bitte eine Partnerin oder einen Freund.** Wenn du das Glück hast, eine Partnerin oder einen Freund zu haben, die oder der gut mit Zeit und Erinnerung umgehen kann, frage sie, ob sie bereit wären, dir bei der Erinnerung an ein wichtiges bevorstehendes Ereignis zu helfen. Dies eignet sich hervorragend als Backup-System. Achte jedoch darauf, ihre Hilfsbereitschaft nicht überzustrapazieren oder als selbstverständlich hinzunehmen – und zeige dich hinterher erkenntlich.

Dies sind nur einige Möglichkeiten, wie du dir Reminder einrichten kannst. Du brauchst nur ein System, das dir Erinnerungen anzeigt, ohne dass du von dir aus daran denken musst, und das dich ermahnt, dass bald etwas Wichtiges ansteht.

Überblick über die Zeitstrategien

Lerne, höflich Nein zu sagen: Vermeide zu viele Verpflichtungen, indem du »dein Ja beschützt« und nicht jede neue Gelegenheit beim Schopf ergreifst.

Lege zeitbasierte statt ergebnisorientierte Ziele fest: Setze dir zeitbasierte statt ergebnisorientierte Ziele, damit du Erfolge verbuchen kannst, auch wenn du eine Aufgabe nicht vollständig in der verfügbaren Zeitspanne erledigst.

Triff Mikro-Vereinbarungen mit dir selbst: Bring dich in Schwung, indem du dir kleine Aufgaben vornimmst – eine schnelle und einfache Maßnahme, um Fortschritte zu erzielen.

Verwende visuelle Timer: Stell dir visuelle Timer, damit du nicht den Bezug zur Zeit verlierst und eine Dringlichkeit erzeugst, die dir hilft, dich zu motivieren (oder motiviert zu bleiben).

Führe ein Zeitprotokoll: Verwende eine Stoppuhr oder eine Timer-App, um deine Reisezeiten aufzuzeichnen und diese in Zukunft besser einzuschätzen.

Schalte vom Wartemodus in den Denkmodus: Wenn du im Wartemodus feststeckst, schreibe deine Gedanken auf, um sie zu ordnen und eventuelle Sorgen zu zerstreuen.

Unternimm etwas Schönes: Wenn du im Wartemodus feststeckst, versuche, etwas Angenehmes zu tun, anstatt dir nur Sorgen zu machen und gar nichts zu unternehmen.

Mach es offensichtlich: Mach dir wichtige Aufgaben bewusst und sichtbar, damit du sie nicht vergisst, bis es fast zu spät ist.

Richte dir Erinnerungen ein: Erstelle Reminder, die dir helfen, den Überblick über wichtige Aufgaben zu behalten.

GEDÄCHTNIS

Aus den Augen, aus dem Sinn

Menschen mit ADHS sind oft von Unordnung umgeben. Auf meinem Schreibtisch herrscht ständig Chaos; er ist übersät mit Stapeln von Büchern, Papieren, Karteikarten und anderen Dingen, die ich nicht vergessen will. Sogar meine digitale Welt ist oft mit »Stapeln« in Form von geöffneten Apps, unübersichtlichen Notizen und Browser-Tabs zugemüllt – unvorstellbar vielen geöffneten Browser-Tabs.

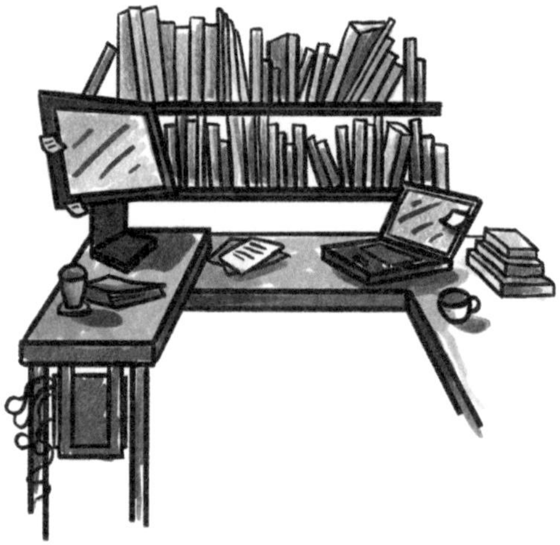

Menschen mit ADHS sind oft mit verschiedenen Projekten und Hobbys (oder »Kettensägen«) gleichzeitig beschäftigt, und je mehr Projekte und Hobbys, desto mehr Stapel. Stapel auf dem Schreibtisch, Stapel auf dem Boden, Stapel in jeder Ecke des Zimmers (oder

der Zimmer). Es könnte auch sein, dass du zwar einen aufgeräumten Schreibtisch und ein ordentliches Büro hast, aber dein Auto als zusätzlichen Schrank und Stauraum nutzt.

Warum ist das bei Menschen mit ADHS so häufig der Fall?

Tatsächlich ist diese Art des Hortens eine Form der Selbsterhaltung. Warum? Weil wir oft Dinge vergessen, die wir nicht sehen können.

Das weißt du intuitiv. Wenn etwas weggeräumt wird und in den Tiefen einer Kiste oder Schublade versteckt ist, verschwindet es vollständig aus deinem Gedächtnis. Deshalb funktionieren Planer auch nicht bei Menschen mit ADHS. Sobald man ihn zuklappt, vergisst man alles, was sich darin befindet. Wenn man nicht gerade eine Routine etabliert hat, könnte es sein, dass man nie wieder daran denkt, ihn aufzuschlagen.

Als ich jünger war, hatte meine Mutter manchmal so die Nase voll von meinem chaotischen Schlafzimmer, dass sie es aufräumte. Das fand ich furchtbar! (Ich wette, sie auch.) »Wie soll ich da jemals etwas wiederfinden?«, dachte ich. Für sie mag es wie Chaos ausgesehen haben, aber für mich war es organisiertes Chaos.

Wenn meine Sachen »durcheinander« sind, liegen sie offen herum, und ich kann sie als eine Art physischen Gedächtnispalast nutzen; die Platzierung jedes Gegenstands erinnert mich daran, wo er sich befindet. Es mag chaotisch aussehen, aber ich finde immer genau das, wonach ich suche.

Dieses Problem, Sachen zu vergessen, die ich nicht sehe, geht teilweise über den Krempel auf meinem Schreibtisch hinaus.

Manchmal vergesse ich, etwas zu tun, das Teil meiner normalen Routine ist. Das kann daran liegen, dass ich meine Routine geändert und vergessen habe, etwas zu tun, was ich sonst immer tue – möglicherweise eine wichtige berufliche Aufgabe. Nun ist sie mir entfallen: Sie ist nicht mehr Teil meiner Umgebung oder meines Zeitplans.

Wenn das passiert, fällt sie mir womöglich nie wieder ein, es sei denn, irgendetwas erinnert mich daran. Es ist, als wäre diese Sache in eine der Kisten oder Schubladen gefallen, die ich nie öffne.

Dieses Phänomen kann sich auch auf Menschen beziehen. Wenn man jemanden längere Zeit nicht gesehen hat, vergisst man unter Umständen, Zeit in die Pflege dieser Beziehung zu investieren, ja, man vergisst vielleicht sogar die Existenz dieser Person, bis man ihr wieder persönlich begegnet. Dies kann zu viel Stress in freundschaftlichen und familiären Beziehungen führen. Andere sind oft beleidigt und verstehen nicht, weshalb man sich nicht gemeldet hat.

Strategien, um Wichtiges im Auge zu behalten

Wenn es heiß hergeht, kann es passieren, dass wichtige Aufgaben oder Vorhaben im Chaos untergehen. Hier sind einige Strategien, die dir dabei helfen, auf Kurs zu bleiben, und die verhindern, dass diese wichtigen Dinge zugeschüttet werden.

Hol dir eine (gute) App

Smartphones können eine große Ablenkung darstellen, aber sie verfügen auch über zahlreiche Apps und Tools, die uns bei der Organisation unseres alltäglichen Lebens helfen (wie im vorherigen Kapitel besprochen).

Der Schlüssel liegt darin, Apps zu finden, die zu dir passen. Für Erinnerungen bevorzuge ich eine App, die mich so lange nervt, bis ich ihr sage: »Okay, okay, ich hab's erledigt!«, aber vielleicht bevorzugst du etwas anderes. Wenn du eher ein visueller Mensch bist, könnte es wichtig sein, eine App mit einem ansprechenden Design zu wählen, damit dir die Nutzung der App Spaß macht.

Du kannst dir sogar Reminder einrichten, damit du dich bei deinen Freunden meldest. Manchen mag das albern vorkommen, aber wenn es dir hilft, Freundschaften zu pflegen, die du sonst vielleicht vernachlässigen würdest, ist es das keineswegs.

Es gibt auch viele verschiedene Arten von Notiz-Apps, die uns dabei helfen können, unsere Gedanken und Ideen (so viele Ideen!) zu ordnen. Diese Art der Organisation kann befreiend sein, wenn wir merken, dass wir uns nicht an alles erinnern müssen. Versuche, dich an eine einzige App zu halten, damit du nie krampfhaft nach der App suchen musst, die den Businessplan für deine brillante Airbnb-für-Pinguine-Start-up-Idee enthält.

Eines der größten Probleme, dessen du dir bewusst sein musst, wenn du dich auf dein Handy verlässt, ist die Benachrichtigungsflut. Benachrichtigungen über Benachrichtigungen über Benachrichtigungen.

Das kann schnell überwältigend werden, daher ist es hilfreich, zunächst alle Benachrichtigungen bis auf die wichtigsten zu deaktivieren. Eine Erinnerung sollte ein Signal für eine Aktion sein und nicht nur eine von vielen Nachrichten, die man schnell wegwischen und ignorieren kann. Glücklicherweise verfügen viele neuere Handys über Fokusmodi, mit denen du Benachrichtigungen besser verwalten kannst.

Die Verwendung von Apps und Tools mit anpassbaren Benachrichtigungen kann dir dabei helfen, deine Organisation zu optimieren und den Überblick über deine Aufgaben und Pflichten zu behalten.

Mach es dir bequem

Der beste Weg, um sich auf praktische Weise an etwas zu erinnern, was man tun muss oder nicht vergessen darf, ist eine möglichst bequeme Anwendung.

Wenn du daran denken möchtest, deine Medikamente täglich einzunehmen, leg sie neben deine Zahnbürste oder die Kaffeemaschine – kurzum an einen Platz, an dem du sie jeden Tag siehst und wo du sie nicht übersehen kannst. (Zusatztipp für Medikamente: Verwende eine Zeitschaltuhr oder einen Wochentags-Pillenorganizer, damit du weißt, ob du sie heute bereits eingenommen hast.)

Oder wenn du es leid bist, dass dein vergessenes Gemüse schlecht wird, leg es in die offenen Bereiche deines Kühlschranks, damit du es jedes Mal siehst, wenn du die Tür aufmachst.[8] Limonade oder Würzsoßen kannst du in die Schubladen packen. Die findest du mühelos wieder; von daher ist es in Ordnung, sie etwas weniger praktisch und offensichtlich zu verstauen.

Wichtige Erinnerungen und Informationen solltest du möglichst bequem, sichtbar und einfach zugänglich machen, um dich leichter daran erinnern zu können.

Erinnern, um sich zu erinnern

Bevor ich wusste, dass ich ADHS habe, waren meine Frau und ich in ein ungesundes Muster verfallen, das sich fast jeden Abend wiederholte.

Abends bat mich meine Frau, den Müll rauszubringen. Ich sagte dann so etwas wie: »Klar, Schatz«, und nahm mir vor, mich darum zu kümmern, sobald es Zeit war, mich fürs Bett fertig zu machen. Und jeden Abend stand ich von der Couch auf, machte das Licht aus, ging am Mülleimer vorbei und direkt ins Bett, ohne den Müll rauszubringen. Mir war überhaupt nicht bewusst, dass ich das tat.

Als meine Frau mich bat, den Müll rauszubringen, meinte ich es ernst, als ich »Klar« sagte. Ich hatte wirklich vor, den Müll rauszubringen. Es war eine einfache Aufgabe, und ich wollte sie erledigen, bevor ich ins Bett ging.

Aber irgendwann zwischen dem Moment, in dem ich »Klar« sagte, und dem Moment, in dem ich am Mülleimer vorbeiging, schien diese Absicht verflogen zu sein.

Umso schlimmer war, dass es so aussah, als wäre ich einfach nur faul und rücksichtslos. Mein Verhalten vermittelte meiner Frau, dass es mir gleichgültig war – dass ich versuchte, mich vor der Arbeit zu drücken, und ihr zwar versprach, es zu tun, aber nicht vorhatte, mich daran zu halten.

Es spielte keine Rolle, dass ich gute Absichten hatte. Ich setzte sie nicht in die Tat um. Es war eine enorme Belastung für unsere Ehe, aber damals war ich mir des Problems kaum bewusst.

Es stellte sich heraus, dass mein prospektives Gedächtnis mir Streiche spielte. Prospektives Gedächtnis bedeutet im Wesentlichen, sich daran zu erinnern, an etwas Bestimmtes zu denken, sich also zur richtigen Zeit zuvor gefasster Handlungsabsichten zu entsinnen. Hier ein paar Beispiele:

- »Ich soll heute Abend auf dem Heimweg Milch besorgen.«
- »Ich soll Emma morgen früh zurückrufen.«
- »Ich soll den Müll rausbringen, bevor ich ins Bett gehe.«

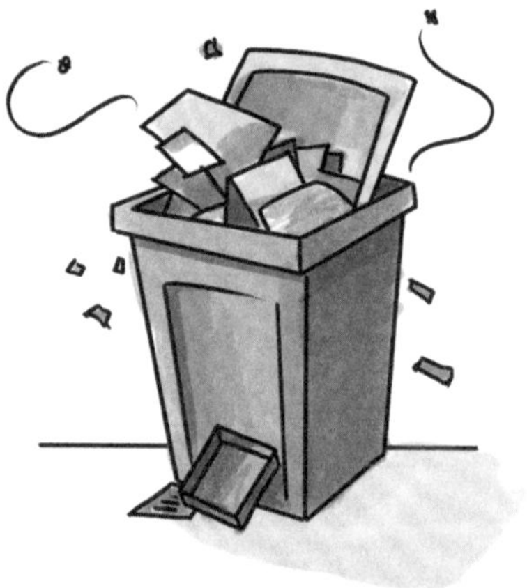

Dein prospektives Gedächtnis hilft dir, an solche Dinge zu denken, wenn der Zeitpunkt dafür gekommen ist.

Der Zusammenhang zwischen ADHS und einem schlechten prospektiven Gedächtnis wurde in einer niederländischen Studie aus dem Jahr 2019 zweifelsfrei nachgewiesen. Im Rahmen der Studie wurden die Teilnehmenden gebeten, eine Liste ihrer Absichten zu erstellen: Dinge, die sie in dieser Woche vorhatten. Dinge, an die sie sich erinnern mussten, um später danach zu handeln.

Die Proband:innen, darunter Menschen mit und ohne ADHS, sollten sich einige Tage später bei den Forschenden melden. Ziel war es, zu überprüfen, ob sie sich an ihre Absichten erinnerten und ob sie danach gehandelt hatten.

Mehr als die Hälfte der ADHS-Teilnehmenden vergaß sogar, sich bei den Forschenden zu melden – schon an sich ein bemerkenswertes (und nicht allzu überraschendes) Ergebnis. In diesem Fall rief ein Forscher stattdessen sie an. Es stellte sich heraus, dass die Teilnehmenden mit ADHS wesentlich häufiger vergessen hatten, welche Absichten sie gehabt hatten, und infolgedessen nicht danach gehandelt hatten.[9]

Der Grund, warum Menschen mit ADHS oft Schwierigkeiten haben, die sich gesetzten Ziele zu erreichen, besteht nicht darin, dass ihnen der Wille fehlt oder sie sich nicht genug anstrengen. Wir strengen uns oft viel mehr an als die meisten anderen. Das Problem ist, dass unsere Gehirnchemie es uns erschwert, uns an die Dinge zu erinnern, an denen wir arbeiten wollen. Wir vergessen, an unsere Vorhaben zu denken.

Wenn wir also Zeit investieren, um einen neuen Ansatz für höhere Produktivität, ein neues Tool oder eine neue Technik zu erlernen, die uns bei der Erledigung von Aufgaben helfen soll, haben wir große Pläne, auf welche Art und Weise uns das alles nützen soll. Wir glauben, dass wir dieses neue System verwenden werden und es genau das richtige sein könnte, um unsere Probleme zu lösen. Aber unweigerlich verblassen diese Absichten in unserem Gedächtnis, und wir vergessen, die tollen Methoden zu nutzen, ohne es überhaupt zu merken.

Vielleicht nimmst du dir auch vor, eine nützliche neue Gewohnheit zu entwickeln, z. B. deine wöchentlichen Aufgaben aufzuschreiben und sie dann jeden Morgen zu überprüfen, um deine Fortschritte nachzuhalten. Aber der Morgen kommt, und dein prospektives Gedächtnis erinnert dich nicht daran, die Liste zu checken. Schließlich vergisst du womöglich sogar, dass es die Liste mit Aufgaben gibt.

Hier ist ein Beispiel dafür, wie sich das in meinem Leben ausgewirkt hat. Als ich dieses Buch schrieb, arbeitete ich an einem ausgeklügelten Plan für die Veröffentlichung. Ich hatte einen Kalender, in dem ich eintrug, wann was erledigt werden musste, eine Liste von Podcasts, für die ich Interviews planen wollte, Pläne für die Zusammenstellung eines Veröffentlichungsteams, Tipps für die Kontaktaufnahme mit den Medien und die Verbreitung von Informationen über mein Buch sowie eine Liste zusätzlicher Strategien, die ich ausprobieren wollte.

Der einzige Grund, warum ich dir an dieser Stelle von diesem ausgeklügelten Plan erzählen kann, ist, dass ich kürzlich beim Schließen einiger Browser-Tabs, die über ein Jahr lang geöffnet waren, darauf gestoßen bin. (Ja, ich weiß.) Ich hatte völlig vergessen, dass ich diesen Plan gemacht hatte, und es war zu spät, um von vielen der guten Ideen, die ich aufgeschrieben hatte, zu profitieren.

Selbst unsere besten Vorsätze scheinen oft nur vorübergehend zu existieren. Wir haben Schwierigkeiten, uns an das zu erinnern, was wir uns vorgenommen haben. Wir verlieren uns in dem Raum zwischen Denken und Handeln.

Strategien gegen das Vergessen

Selbst wenn dir dein prospektives Gedächtnis häufig Streiche spielt, kann ich dich beruhigen, denn du kannst eine Menge dagegen unternehmen. Hier sind einige einfache Strategien, die dir dabei helfen, dich an wichtige Aufgaben und Termine zu erinnern.

Mach es sichtbar

Erinnerst du dich an mein Problem, dass ich vergessen habe, den Müll rauszubringen?

Nachdem bei mir ADHS diagnostiziert worden war, kam dies in der Therapie zur Sprache. Unser Therapeut war mit den Tücken des prospektiven Gedächtnisses vertraut und empfahl uns, ein Whiteboard an einer gut sichtbaren Stelle in unserem Haus aufzuhängen, an der ich auf dem Weg ins Bett vorbeimusste.

Von da an bat mich meine Frau genau wie zuvor, den Müll rauszubringen, schrieb aber zur Erinnerung auch »Müll rausbringen« auf das Whiteboard.

Dieses Whiteboard wurde zu einem physischen Symbol für meine Absicht, den Müll rauszubringen, und zu einer visuellen Erinnerung. Ich sah es, wenn ich ins Bett gehen wollte, und ärgerte mich nie darüber, noch einmal zu lesen, worum mich meine Frau gebeten hatte. Im Gegenteil: Ich freute mich beinahe! »Oh ja, ich habe versprochen, mich um den Müll zu kümmern!«

Diese scheinbar kleine Änderung hatte große Auswirkungen auf mein Leben. Sie hat mir geholfen, mich an das zu erinnern, was ich mir vorgenommen hatte, und damit, mein Versprechen zu halten.

Seit wir dieses Whiteboard aufgehängt haben, habe ich nie wieder vergessen, den Müll rauszubringen. Irgendwann wurde es so sehr Teil meiner abendlichen Routine (wie das Licht auszumachen und den Wecker zu stellen), dass ich die schriftliche Erinnerung nicht einmal mehr brauchte.

Wenn wichtige Dinge sichtbar und in deinem Blickfeld sind, kannst du dich 1) besser an zukünftige Termine erinnern und sie 2) dann auch einhalten. Hier sind ein paar einfache Ideen, wie du das in die Tat umsetzen kannst:

- Schreibe dir Erinnerungen auf Haftnotizen oder Karteikarten. Achte darauf, sie an einer gut sichtbaren Stelle zu platzieren.
- Hänge einen Wandkalender oder ein Whiteboard so auf, dass du regelmäßig daran vorbeikommst, und trage wichtige Termine, Notizen oder Erinnerungen darauf ein. Verwende verschiedene Farben, und aktualisiere den Kalender regelmäßig, damit er nicht im visuellen Hintergrundrauschen untergeht.
- Verwende einen Bildschirmschoner oder ein digitales Fotoalbum, um an Freunde und Verwandte erinnert zu werden, mit denen du in Kontakt bleiben solltest.

Mach sichtbar, was du in deinem prospektiven Gedächtnis behalten willst, indem du wichtige Erinnerungen und Informationen in dein

Blickfeld rückst. Auf diese Weise wirst du dich viel eher daran erinnern und entsprechend handeln.

Wähle einen Aktionsanker

Eine weitere hilfreiche Erinnerungsstrategie ist die Verwendung eines Ankerobjekts. Der Zweck dieses Objekts ist einfach: Es soll dir helfen, dich an eine Aktion zu erinnern, die du ausführen möchtest. Der Knackpunkt ist, diesen Anker in der Nähe der Stelle zu platzieren, an der du daran denken möchtest, etwas Bestimmtes zu tun.

Beispiele könnten sein:

- Trainingskleidung oder -ausrüstung in der Nähe der Tür zu deponieren, um daran zu denken, ins Fitnessstudio zu gehen
- eine leere Medikamentenpackung ins Auto zu legen, um nicht zu vergessen, ein neues Rezept abzuholen
- eine leere Gießkanne in die Nähe der Pflanzen zu stellen, um daran zu denken, sie zu gießen

Manchmal kann sich sogar ein beliebiger Gegenstand eignen, solange es sich um etwas handelt, das sich besonders hervorhebt. Manchmal stecke ich etwas X-Beliebiges in die Tasche, z. B. ein Spielzeug meiner Kinder, um mich an etwas zu erinnern, was gar nichts damit zu tun hat, etwa meinen Freund zurückzurufen oder irgendetwas anderes, was ich nicht vergessen möchte.

Wähle deine Anker ganz nach Bedarf. Hauptsache, er ist nützlich für dich!

Das Arbeitsgedächtnis

Menschen mit ADHS haben oft im Vergleich zu anderen ein eingeschränktes Arbeitsgedächtnis, jenes Kurzzeitgedächtnis, das man braucht, um Informationen für Aufgaben und kognitive Aktivitäten im Blick zu behalten.

Ich stelle mir das Arbeitsgedächtnis gerne wie ein Regal vor, in dem die Informationen aufbewahrt werden, die ich gerade brauche. Wenn wir relevante Daten sammeln, stellen wir sie in das Regal. Aber wenn man ADHS hat, ist der Platz im Regal begrenzt. Wenn wir also Dinge ins Regal stellen, ist es relativ wahrscheinlich, dass wir andere Dinge beiseiteschieben.

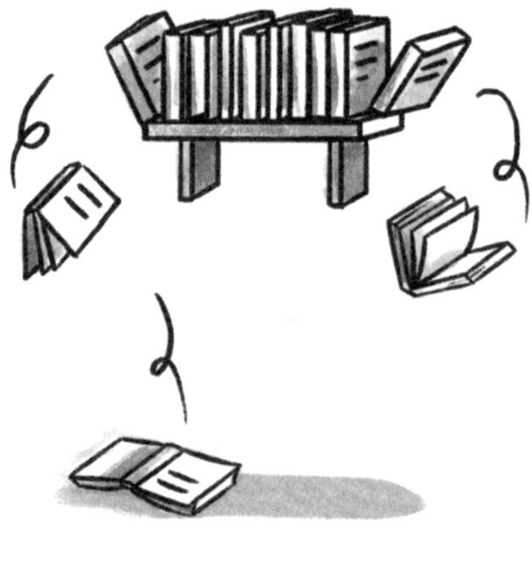

Ablenkungen können noch schlimmere Folgen haben, indem sie gleich alles aus dem Regal werfen. Die Ablenkung stellt etwas Neues in den Vordergrund, das in diesem Moment Platz in deinem Arbeitsspeicher beansprucht und damit einen wichtigen Gedanken verdrängt, an dem du eigentlich festhalten wolltest.

Eine kurze Unterbrechung kann dich für Stunden aus der Bahn werfen und dazu führen, dass du dich vollkommen von dem entfernst, was du eigentlich tun solltest, weil du befürchtest, dass deine ganzen Anstrengungen mit jeder neuen Unterbrechung wieder zunichtegemacht werden.

Manchmal verlierst du sogar den Faden in einem Film, einem Buch oder einem Gespräch; du verfolgst einen völlig anderen Gedankengang und weißt nicht mehr, wo du bist. Wenn du einmal den Faden verloren hast, ist jeder Versuch sinnlos, wieder in die Handlung einzusteigen.

Vielleicht machst du dasselbe Ritual durch wie ich, wenn ich so etwas wie Nudeln mit Käsesoße koche. Ich greife nach der Packung, werfe einen Blick auf die Anleitung und meine, mir alles gemerkt zu haben:

- »Okay, acht Minuten kochen.«
- Ich werfe die Packung in den Müll.
- »Moment, waren es acht Minuten oder zwölf?«
- Ich hole die Packung raus und schaue noch mal nach.
- »Richtig, acht!«
- Weg damit.
- »…«
- Die Schachtel wieder raus.

Das passiert mir bis heute jedes Mal beim Kochen. Ich bilde mir ein, dass mein Arbeitsgedächtnis diesmal wie von Zauberhand funktionieren wird. Falsch!

Das bedeutet zugleich, dass einem wichtige Details einfach entfallen können. Ohne Referenz zum Überprüfen kann es passieren, dass man ein Projekt voller Zuversicht beginnt, ohne zu bemerken, dass unterwegs eine wichtige Information verloren gegangen ist. Dadurch kann es vorkommen, dass man einige Schritte vergisst oder in der falschen Reihenfolge ausführt.

Oder man wird aufgrund von Fehlern, die man in der Vergangenheit begangen hat, überkorrekt. Wenn man einmal nicht weiterkommt, hat man unter Umständen Angst zu handeln, es sei denn, alles ist klar definiert, und man hat es schwarz auf weiß. Diese Denkweise ist nicht gerade förderlich für Kreativität oder unkonventionelles Vorgehen.

Strategien für ein besseres Gedächtnismanagement

Anstatt uns von unserer bestenfalls dubiosen Merkfähigkeit frustrieren zu lassen, sollten wir einige Hilfsmittel und Strategien betrachten, die uns dabei helfen können, uns an das Erinnern zu erinnern.

Doppelt geprüft hält besser

Wenn dir jemand eine Aufgabe oder Verantwortung überträgt, nimm dir die Zeit, um sie noch einmal in allen Einzelheiten zu überprüfen, um sicherzustellen, dass du alles richtig verstanden hast. Wiederhole die Anweisungen, indem du sagst: »Sie möchten also, dass ich …«, oder schreibe auf, welche Erwartungen deiner Meinung nach an dich gestellt werden, und bitte die andere Partei, sie zu bestätigen.

Menschen missverstehen sich manchmal einfach! Es lohnt sich, sicherzustellen, dass man auf derselben Wellenlänge ist. Verschwende keine Zeit damit, an etwas zu arbeiten, das letztendlich nicht den Erwartungen entspricht.

Ein zusätzlicher Vorteil der doppelten Überprüfung besteht darin, dass dadurch oft potenzielle Schwierigkeiten aufgedeckt werden, bevor man schon zu weit fortgeschritten ist. Manchmal enthüllt die Bitte um Klarstellung Verständnislücken und führt zu wichtigen neuen Fragen.

Überprüfe dein Verständnis eines Projekts oder einer Aufgabe doppelt, um sicherzustellen, dass du die Anforderungen und Erwartungen vollständig verstanden hast.

Halte es fest

Dokumentiere Dinge schriftlich, damit sie nicht verloren gehen können.

Sag dir nicht: »Das vergesse ich schon nicht, es ist doch so wichtig.« Nein, schreib es auf, damit du etwas hast, worauf du dich beziehen kannst. Trage, wenn möglich, ein Notizbuch und einen Stift bei dir. Mach es dir zur Gewohnheit, Informationen aufzuschreiben, sobald du sie erhältst.

Denk auch daran, Online-Meetings aufzuzeichnen (natürlich nur mit Erlaubnis der anderen Person!), wenn du später noch einmal darauf zurückkommen willst. Es gibt sogar Apps, die Videoanrufe automatisch transkribieren, sodass du zu Recherchezwecken eine Aufzeichnung eures Gesprächs hast.

Da du in der Vergangenheit wahrscheinlich schon öfter mal wichtige Dinge vergessen hast, kannst du daraus lernen. Erkennst du irgendwelche Muster? Und wenn ja, wie könnest du den Kreislauf unterbrechen?

Damit will ich sagen: Schreib dir alles auf, greif darauf zurück, mach es sichtbar und halte es fest.

Nutze Ablagen

Bist du schon mal in Eile aus dem Haus gegangen und hast anschließend festgestellt, dass du deinen Schlüssel, dein Portemonnaie oder etwas anderes Wichtiges vergessen hast? Oder hast du zwar nichts vergessen, wusstest aber einfach nicht mehr, wo du es hingelegt hattest, als du loswolltest?

Früher gehörte es zu meiner Strategie, wichtige Dinge an eine ungewöhnliche Stelle zu legen, um sie nicht zu vergessen. Aber wenn ich dann gehen musste und den Gegenstand brauchte, war er unauffindbar! Er lag zwar noch an Ort und Stelle, aber ich wusste nicht mehr, wo.

Anstatt Wichtiges an einem »seltsamen« oder »sicheren« Ort (oder jedes Mal an einer neuen Stelle) aufzubewahren, solltest du einen bestimmten Bereich in der Nähe deiner Haustür festlegen, wo du alles aufbewahrst, was du brauchst, wenn du das Haus verlässt. Dieser Bereich kann ein Beistelltisch, ein Korb, ein Tablett oder etwas anderes sein.

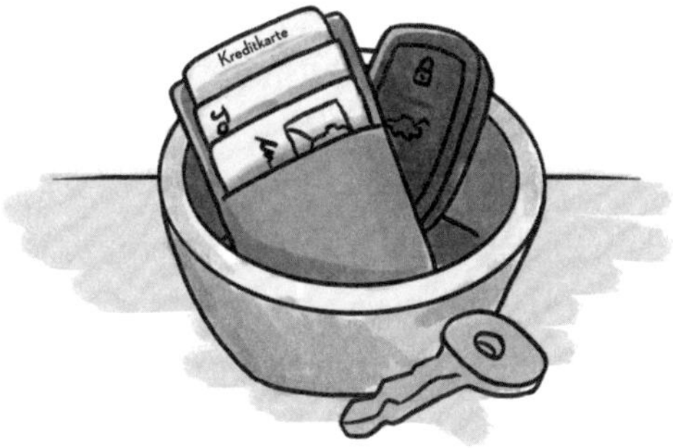

Dort legst du dein Portemonnaie hin, deinen Schlüssel, deine Handtasche oder was auch immer du täglich bei dir trägst. Wenn du nach Hause kommst, legst du die wichtigen Gegenstände dorthin zurück, damit sie griffbereit sind.

Vergiss nicht, dass die Ablage für wichtige Dinge gedacht ist; gemeint ist keine zusätzliche Krimskrams-Schublade. Wenn du losmusst, hast du keine Zeit und willst nicht lange überlegen, was du mitnimmst und was nicht. Der Sinn einer Ablage besteht darin, alles Wichtige griffbereit zu haben und keine Entscheidungen treffen zu müssen. Nimm einfach alles mit, was du schon zurechtgelegt hast.

Sei streng mit dir: Lege die Utensilien, die du nicht vergessen darfst, nirgendwo anders im Haus ab. Sie haben ihren Platz, und dort bleiben sie, wenn du zu Hause bist.

Ja, das gilt auch für die Stelle, an die du dich deiner Meinung nach »auf jeden Fall erinnern« wirst …

Verlass dich drauf

Eine weitere Mnemotechnik besteht darin, Zahlen mit einer Gruppe von Aufgaben oder Handlungen zu verknüpfen, um sich an alles zu erinnern, was du tun musst. Dies hilft dabei, Gewohnheiten und Routinen zu entwickeln und letztlich einen normalen Rhythmus für deine Aufgaben zu etablieren.

Nehmen wir zum Beispiel an, du musst jeden Abend vor dem Schlafengehen vier Aufgaben erledigen. Wenn es Zeit ist, ins Bett zu gehen, sagst du laut »Schlafenszeit, vier«, um dich an die vier Dinge zu erinnern, die du tun musst. Und so funktioniert es:

»Schlafenszeit, vier.«

1. Türen abschließen
2. Lichter ausschalten
3. Wecker stellen
4. Zähne putzen

Du kannst die Schritte auch an den Fingern abzählen, während du sie durchführst. Alles, was du aus deinem Gehirn auslagern kannst, erleichtert es dir, konzentriert zu bleiben und deine Absichten in die Tat umzusetzen.

Das könntest du sagen, wenn es Zeit ist, aus dem Haus zu gehen:

»Aus dem Haus gehen, drei.«

1. Handy?
2. Portemonnaie?
3. Schlüssel?

Du kannst das auch machen, wenn du eine feste Ablage eingerichtet hast. Sprich laut aus: »Haus verlassen, drei«, um sicherzustellen, dass deine drei Gegenstände auf der Ablage liegen und du fertig zum Gehen bist. Du kannst sogar die Zahl auf die Ablage schreiben, um dich besser daran zu erinnern.

Um eine Routine zu entwickeln, sprich die Tätigkeit und die damit verbundene Anzahl von Aufgaben laut aus. Diese Taktik wird dir dabei helfen, dich an eine Gruppe von erforderlichen Handlungen zu erinnern, die du ansonsten nur allzu leicht vergisst.

Überblick über die Gedächtnisstrategien

Besorge dir eine (gute) App: Die Verwendung von Apps und Tools mit anpassbaren Benachrichtigungen kann dir dabei helfen, dich effektiver zu organisieren und den Überblick über deine Termine und Aufgaben zu behalten.

Mach es dir bequem: Mach dir wichtige Informationen bequem, sichtbar und leicht zugänglich, um daran zu denken.

Mach es sichtbar: Behalte wichtige Vorhaben wortwörtlich im Blick, um daran zu denken, sie auszuführen.

Wähle einen Aktionsanker: Verwende Aktionsanker, also Objekte, die mit einer geplanten Aktion verbunden sind, und platziere sie so, dass sie dich daran erinnern.

Doppelt geprüft hält besser: Überprüfe sorgfältig, ob du in allen Einzelheiten die Anforderungen und Erwartungen an dich verstanden hast, die mit einem Projekt oder einer Aufgabe verbunden sind.

Halte es fest: Archiviere Informationen, indem du dir alles aufschreibst, damit du später auf deine Notizen zurückgreifen kannst.

Verwende Ablagen: Wähle feste Ablageorte für wichtige Gegenstände aus, und lege diese nirgendwo anders hin, damit du nicht vergisst, sie mitzunehmen.

Verlass dich drauf: Um Routinen zu entwickeln, zähle die Anzahl der mit einer Handlung verbundenen Aufgaben, und sprich dann beides laut aus, um dich an die erforderlichen Handlungen zu erinnern.

EMOTIONEN

Erfolgsamnesie

Den meisten neurotypischen Menschen dienen vergangene Erfolge als Motivation und Inspiration für das, was sie in Zukunft erreichen wollen. Doch da Menschen mit ADHS ein schwächeres Gedächtnis haben, nutzen wir solche Rückblicke nur selten, geschweige denn, dass wir davon profitieren.

Das heißt, dass wir dazu neigen, unsere erreichten Erfolge unterzubewerten oder zu vergessen. Sie verschwinden recht bald im Nebel der Zeit.

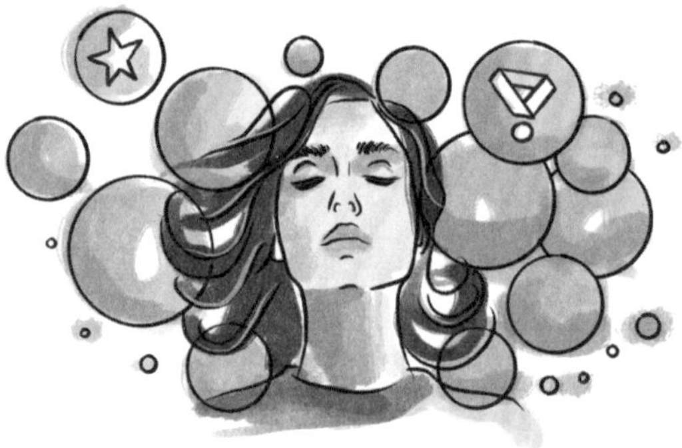

Und das ist noch nicht alles. Während du dich einerseits kaum an die vielen netten Dinge erinnerst, die andere über dich gesagt haben, oder an die beeindruckenden Erfolge, die dir gelungen sind, hält dein selektives Gedächtnis an vergangenen Fehlern fest. Jeder

Misserfolg hinterlässt einen bleibenden Eindruck, der die wenigen Erfolge, an die du dich erinnern kannst, überschattet.

Flüchtiger Erfolg, anhaltender Misserfolg.

Diese Art der selektiven Erinnerung kann dazu führen, dass man sich wie ein Versager fühlt, da man sich auf das Negative konzentriert und sich seiner eigenen Stärken und Qualitäten nicht bewusst ist.

Die meisten Menschen sind tendenziell eher negativ eingestellt, aber bei Menschen mit ADHS kann dies besonders schwerwiegende Folgen haben. Ihr Gehirn »lernt« vorzugsweise aus negativen Ereignissen, wodurch sie dazu neigen, bei zukünftigen Entscheidungen auf die Vermeidung solcher Ereignisse zu achten, anstatt sich an dem zu orientieren, was ihnen gut gelungen ist.

Erschwerend kommt hinzu, dass die meisten Menschen mit ADHS in der Vergangenheit mit einer Fülle negativer Ereignisse konfrontiert wurden, aus denen sie »lernen« können. Der Harvard-Psychiater Michael S. Jellinek schätzt, dass Kinder mit ADHS bis zum Alter von zehn Jahren 20 000 mehr korrigierende oder negative Kommentare erhalten als Gleichaltrige.[10]

Es kann deprimierend sein, an die vielen Dinge zu denken, die man zu vermeiden gelernt hat, und es fällt uns schwer, uns nicht auf die Misserfolge zu fixieren, die scheinbar die eigene Vergangenheit dominieren.

Das Hochstapler-Syndrom

Menschen mit ADHS leiden auch häufig unter dem Hochstapler-Syndrom. Wenn man ein Leben lang zu hören bekommt, dass man so vieles falsch macht, kommt man sich leicht wie eine Betrügerin oder wie ein Betrüger vor – man befürchtet, in Wirklichkeit gar nicht für die Position qualifiziert zu sein, die man innehat, und lebt in der Angst, entlarvt zu werden.

Das Hochstapler-Syndrom ist bei Menschen mit ADHS umso ausgeprägter, weil es uns schwerfällt, uns an unsere Erfolge zu erinnern.

Selbst wenn wir uns an sie erinnern, tun wir sie oft ab und ignorieren sie, indem wir sie unseren größten Fehlschlägen gegenüberstellen. Oder man hat den Eindruck, dass die Aufgabe eigentlich viel zu leicht war und das Ergebnis daher nicht zählt.

Diese Kombination aus schlechtem Gedächtnis, Fehlschlägen in der Vergangenheit und Empfindlichkeit gegenüber negativem Feedback stürzt einen in Selbstzweifel. Man kann sich nicht daran erinnern, was man gut gemacht hat, aber die Erinnerungen daran, wann man versagt oder Menschen enttäuscht hat, sind umso lebendiger.

Wenn man sich dessen nicht bewusst ist, kann man leicht in einen Teufelskreis negativer Gedanken geraten. Man muss einen Ausweg finden!

Strategien zur Überwindung von Erfolgsamnesie und Hochstapler-Syndrom

Erfolgsamnesie und Hochstapler-Syndrom können uns große Hürden in den Weg stellen, die uns in vielen Bereichen unseres Lebens Schwierigkeiten bereiten. Sie können dazu führen, dass wir das Vertrauen in uns selbst verlieren und dadurch unsere Erfolgschancen schmälern.

Angesichts dieser Risiken lohnt es sich, sich mit Strategien vertraut zu machen, die dir helfen können, beides zu überwinden, indem du mehr Vertrauen in deine Fähigkeiten aufbaust.

Erstelle eine »Smile-Datei«

Unsere negative Einstellung kann zu einem permanenten inneren Soundtrack werden, der in einer Endlosschleife abläuft und unser Selbstwertgefühl und Selbstvertrauen untergräbt. Es ist schwierig, diesen Soundtrack auszuschalten.

Hier kann eine »Smile-Datei«, also eine Datei voll mit positiven Emotionen helfen. Um eine zu erstellen, nimm dir zwanzig Minuten Zeit, denk an vergangene Erfolge und notiere diese. Beginne mit der letzten Woche oder dem letzten Monat, geh dann zurück ins letzte Jahr usw.

Mach dir keine Gedanken darüber, ob irgendeine deiner Leistungen andere Leute beeindrucken würde. Es geht hier um die Dinge, die für dich persönlich eine Bereicherung darstellen, und für niemanden sonst. Dinge, auf die du persönlich stolz bist, auch wenn andere es vielleicht nicht verstehen.

Es könnte zum Beispiel eine positive Beurteilung bei der Arbeit sein oder die erfolgreiche Umsetzung eines Projekts, an dem du monatelang gearbeitet hast. Oder vielleicht hast du daran gedacht, einen Freund anzurufen, endlich einige E-Mails beantwortet, die du bisher ignoriert hast, oder du hast es geschafft, an einem schwierigen Tag aus dem Bett zu kommen. Was als »Erfolg« gilt, hängt wie so oft von unseren aktuellen Lebensumständen ab.

Du könntest auch Personen, denen du vertraust, um positives Feedback bitten und aufschreiben, was sie dir zurückmelden. Oder vielleicht hat jemand einen freundlichen Kommentar in den sozialen Medien hinterlassen oder dir eine unterstützende E-Mail geschickt – speichere einen Screenshot, oder schreibe diese positiven Kommentare in ein Notizbuch. Diese Art von Ermutigung kann für das ADHS-Gehirn wie Raketentreibstoff sein.

Ziel ist es, über eine Liste solcher Leistungen, Komplimente und aller anderen Erfolge zu verfügen, die dir ein gutes Gefühl vermitteln, wenn du sie liest. Halte stets die Augen nach solchen erfreulichen Feedbacks offen, die du hinzufügen und damit deine Liste positiver Emotionen immer mehr verlängern kannst.

Sobald deine Liste angelegt ist, richtest du dir einen Reminder ein, damit du daran denkst, hineinzuschauen. Du wirst überrascht sein, wie sehr ein kurzer Blick darauf deine Stimmung und Motivation beeinflussen kann.

Wann immer du dich ungenügend oder wie ein:e Hochstapler:in fühlst, greifst du auf deine Datei zurück, um dich an all das Gute zu erinnern, das du im Nachhinein vergessen hast. Diese Siege und Erfolge können dir im Alltag wieder Hoffnung und Zuversicht verleihen. Ersetze den abgenudelten Negativitäts-Soundtrack durch etwas Positives, das dich zum Lächeln bringt und dir den Druck von der Seele nimmt.

Leben mit emotionaler Intensität

Das Leben mit ADHS kann anstrengend sein. Sehr anstrengend.

Manchmal sind wir voller Begeisterung und Überschwang, dann wieder fallen wir in ein tiefes, dunkles Loch – irgendwie ist bei uns immer alles extrem. Dabei ist uns oft nicht bewusst, dass sich unser Erleben von der Art und Weise unterscheidet, wie andere reagieren.

Wir gehen davon aus, dass alle anderen genauso intensiv empfinden wie wir: Aufregung, Angst, Schmerz, Freude, Verzweiflung, Panik. Wir sind erstaunt und überrascht, wenn man unsere Reaktionen für »etwas übertrieben« hält, denn schließlich sind wir einfach von Natur aus so.

Wie bitte? Warum reagieren andere nicht so wie wir? Empfinden sie diese intensiven Gefühle nicht auch?

Wenn es um Emotionen geht, haben die meisten neurotypischen Menschen ein Gaspedal und ein Bremspedal. Sie können allmählich beschleunigen oder verlangsamen, je nach Bedarf. Das gilt auch für die emotionale Ebene, ob Aufregung, Wut oder sogar bei bestimmten Arten von Schmerz und Leid. Manchmal, in Extremsituationen, müssen sie vielleicht eine Vollbremsung machen, aber in der Regel gehen Gefühlszustände bei ihnen graduell ineinander über. Sie haben ihre Emotionen unter Kontrolle.

Menschen mit ADHS haben keine derartigen Kontrollpedale. Meistens haben wir nur einen Turboknopf. Und einen unzuverlässigen noch dazu. Er scheint unwillkürlich ausgelöst zu werden und uns mit voller Geschwindigkeit in die Richtung zu katapultieren, in die wir gerade schauen, und unsere Emotionen auf Hochtouren zu bringen.

Plötzlich schreit man vor Freude – oder die Tränen fließen. Wie aus dem Nichts sind die Emotionen auf Höchstgeschwindigkeit. Extremsituationen scheinen alltäglich vorzukommen, sind aber trotz ihrer Häufigkeit nicht weniger extrem. Manchmal hat man das Gefühl, als hätte man völlig die Kontrolle verloren.

Das ist die Realität, in der ich lebe. Ich habe schon Jobs verloren, nachdem mich ein kleiner Konflikt in Rage gebracht hatte.

In jedem Fall schien die Situation in dem Moment viel extremer zu sein als im Rückblick, und ich reagierte auf die Intensität, die ich empfand. Oft war der »Konflikt« nur ein Missverständnis, oder der Chef versuchte nachzuvollziehen, warum irgendetwas passiert war, aber ich fühlte mich angegriffen, und meine emotionale Intensität drückte den Turboknopf.

»Dinge überzubewerten« war für mich an der Tagesordnung, und ich hatte das Gefühl, als könnte ich nicht anders. Es war, als reagierte ich instinktiv.

Erst nachdem ich erfahren hatte, dass ich an ADHS leide, begann ich, an meiner Affektkontrolle zu arbeiten.

Früher war ich fest davon überzeugt, dass meine Reaktionen gerechtfertigt und in jedem Fall angemessen waren im Verhältnis zu dem, wie ich diese Emotionen empfand. Starke Reaktionen wurden einfach Teil meiner Persönlichkeit, und ich hatte das Gefühl, als sei es sinnlos, zu versuchen, das zu ändern.

Durch die Therapie habe ich gelernt, meine Emotionen in einem neuen Licht zu sehen. Die Emotionen selbst waren nicht das Problem. Die Emotionen, die ich fühlte, waren berechtigt.

Das Problem war, dass ich oft missinterpretierte, was ich fühlte und warum ich es fühlte. Ich zog voreilige Schlüsse dahingehend, welche Emotionen ich fühlen sollte, und ich empfand sie von vornherein überwältigend stark.

Mit anderen Worten: Mein Verständnis von Emotionen war simpel und fehlerhaft.

Der Aufbau emotionaler Intelligenz

Um besser zu verstehen, warum Menschen mit ADHS so intensiv auf Emotionen reagieren, müssen wir uns näher mit diesen Emotionen befassen. Werfen wir einen kurzen Blick darauf, was Emotionen sind und wie sie funktionieren.

Das menschliche Gehirn rät und prognostiziert ständig, was als Nächstes passieren wird. Es ist, als würden wir eine Wettervorhersage in unserem Kopf erstellen, die ständig aktualisiert, angepasst und korrigiert wird, wenn wir neue Daten sammeln.

Diese Vorhersagen führen tatsächlich zu körperlichen Veränderungen. Manchmal fängt man zum Beispiel schon vor einer Präsentation an zu schwitzen, weil das Gehirn vorhersagt, dass man sich im Rampenlicht nervös fühlen wird. Oder man lächelt schon, während man noch darauf wartet, dass ein Comedian die Bühne betritt, weil man schon antizipiert, wie sehr man sich amüsieren wird. Oder man umklammert das Lenkrad fester, wenn es anfängt zu regnen, weil man rutschige Straßen, eingeschränkte Sicht und unberechenbare Verkehrsteilnehmende im Hinterkopf hat.

Diese Veränderungen geschehen automatisch, ohne dass wir darüber nachdenken. Es ist die Grundformel der Emotion: Unser Gehirn macht eine Vorhersage, identifiziert, dass wir uns wahrscheinlich auf eine bestimmte Art und Weise fühlen werden, und schaltet die Systeme in unserem Körper ein, die mit dieser Emotion verbunden sind.

- Wenn wir mit Glück rechnen, entspannt sich unser Körper oft. Wir lächeln oder lachen und spüren sogar einen zusätzlichen Energieschub.
- Wenn wir mit Traurigkeit rechnen, fühlt sich unser Körper schwer an. Wir vermeiden Augenkontakt, senken den Kopf, und manchmal steigen uns die Tränen in die Augen. Unser Energielevel sinkt, und vielleicht haben wir einen Kloß im Hals.
- Wenn wir mit Ärger rechnen, erhöht sich oft die körperliche Anspannung. Wir beißen die Zähne zusammen und ballen die Fäuste. Unsere Herz- und Atemfrequenz steigt. Wir nehmen möglicherweise eine aggressivere Haltung ein und spüren sogar, wie das Blut in unseren Ohren rauscht.

Da Menschen mit ADHS ihre Gefühle so intensiv erleben, trifft unser Gehirn oft falsche Vorhersagen, und die Heftigkeit unserer Reaktion ist der Situation unangemessen.

Wenn wir also einen kleinen Konflikt erleben, sagen wir, eine Meinungsverschiedenheit mit unserem Chef, betrachtet unser Gehirn dies fälschlicherweise als einen großen Konflikt und setzt dementsprechende Reaktionen in Gang. Unser Körper bereitet sich auf einen Kampf vor, obwohl er sich eigentlich beruhigen sollte. Weil wir so aufgeregt sind, provozieren wir eine viel heftigere und emotional aufgeladenere Reaktion, als sie normalerweise eingetreten wäre, was wiederum unsere anfängliche Überreaktion zu rechtfertigen scheint. Das Paradebeispiel einer sich selbst erfüllenden Prophezeiung.

Wir müssen lernen, Situationen und das Verhalten anderer emotional realistischer einzuschätzen und nicht sofort zu reagieren, sobald Hormone ausgeschüttet werden.

Eine Möglichkeit zur Abhilfe ist es, deine emotionale Wissensbasis zu erweitern, um deinem Gehirn mehr Informationen für seine Vorhersagen zur Verfügung zu stellen. Anstatt nur über ein einfaches emotionales Vokabular mit wenigen Optionen (glücklich, wütend, traurig) zu verfügen, streben wir ein differenzierteres Verständnis mit zusätzlichen Bezeichnungen an.

Hier ist ein Beispiel dafür, wie so etwas aussehen könnte. Meine FreundIn Vada wird ziemlich reizbar, wenn sie eine Weile nichts gegessen hat. Wenn das passiert, macht sie gerne Witze darüber und sagt: »Sorry, ich bin gerade Hangry Vada« (»hangry« ist eine Wortschöpfung aus »hungry« und »angry«). Auch wenn es trivial erscheinen mag, hat ihre Ankündigung tatsächlich eine große Wirkung: Meine Freundin entschärft die Situation mit einem kleinen Witz, und zugleich macht sie sich bewusst, dass es keinen triftigen Grund für ihre Gereiztheit gibt.

Solche Ausdrücke können tatsächlich dabei helfen, komplexere Gefühle zu artikulieren, damit wir besser verstehen, was wir durchmachen. Wenn man eine Emotion benennt und ihr einen Namen gibt, beginnt man, Muster zu erkennen. Man kann sich sogar alberne Bezeichnungen wie »Hangry Vada« zu eigen machen, um intensive Emotionen zu kontrollieren, indem man anderen humorvoll mitteilt, dass man damit zu kämpfen hat.

Wenn du häufig in Auseinandersetzungen mit deinem Chef gerätst und dabei aus einer Mücke einen Elefanten machst, könntest du dir vielleicht sagen: »Okay, kein Grund, ein Drama Lama zu sein!« Dabei geht es nicht darum, sich herabzusetzen oder sich über seine Gefühle lustig zu machen – es geht darum, dir einen Moment Zeit zu geben, innezuhalten, die Emotion zu analysieren und dich dann für eine vernünftigere Reaktion auf die Situation zu entscheiden.

Strategien zum Umgang mit emotionaler Intensität

Die Intensität der Emotionen, die Menschen mit ADHS erleben, kann Fluch und Segen zugleich sein. Sich selbst über die kleinsten Dinge über die Maßen zu freuen, kann wunderbar sein! Übertrieben sauer zu reagieren, eher weniger. Hier sind einige Strategien, die dir helfen, deine Emotionen zu bewältigen und besser zu verstehen.

Erweitere dein Gefühlsvokabular

Außer alberne Namen für alltägliche Situationen zu erfinden, kannst du deinem Gehirn beibringen, alle deine Emotionen präziser zu benennen.

Am besten gelingt das, indem man seinen Gefühlswortschatz erweitert. Wenn du neue Vokabeln lernst, um deine Emotionen zu beschreiben und zu benennen, entstehen neue Bahnen im Gehirn. Diese zusätzlichen Weiterleitungen ermöglichen es dir, angemessenere Maßnahmen zu ergreifen, vielleicht sogar einfach gar nichts zu tun, anstatt impulsiv zu reagieren.

Im Internet findest du Emotionsräder: visuelle Hilfsmittel, bei denen ein Fächer von Emotionen dargestellt wird, die unter einen Oberbegriff fallen (»wütend«, »traurig« usw.). Ich halte es jedoch für sinnvoller, sich von Grund auf ein eigenes Vokabular aufzubauen.

Schreibe dazu zunächst zehn verschiedene Wörter auf, die das Gefühl der Traurigkeit beschreiben. Beispiel: deprimiert, düster, besorgt, unruhig, beschissen, frustriert, traurig, verzweifelt, elend, niedergeschlagen usw.

Geh nun diese Wörter durch und definiere, was sie voneinander unterscheidet. Was ist der Unterschied zwischen »niedergeschlagen« und »düster«? Wie ist es bei »unruhig« und »traurig«? Nimm dir die Zeit, für jedes dieser Wörter eine Definition zu finden.

Versuche, die Begriffe nach Intensität zu ordnen: Trauer, Niedergeschlagenheit, Kummer, Melancholie. Welches dieser Wörter impliziert das stärkste Gefühl? Welches das schwächste? Spiele mit den

Bezeichnungen, und verleihe ihnen Gewicht und individuelle Bedeutung.

Wenn dir das schwerfällt, kannst du auch versuchen, eine Erinnerung mit einer Emotion zu verbinden. Vielleicht kannst du dich an eine Zeit erinnern, in der du niedergeschlagen warst, und an eine andere Zeit, in der du dich düster fühltest. Dies verleiht den Emotionen mehr Gewicht und kann dir helfen, die feinen Unterschiede zwischen ihnen herauszuarbeiten.

Schreibe nun zehn Wörter auf, um die verschiedenen Seinszustände von »glücklich« zu beschreiben. Wiederhole dies für »wütend« und so weiter.

Diese Übungen können dir helfen, deine Gefühle genauer zu erkennen. Und das kann zu besseren Lösungen führen. Wenn du niedergeschlagen bist, kann es vielleicht helfen, traurige Musik zu hören und heißen Kakao zu trinken. Wenn du jedoch verzweifelt oder tieftraurig bist, solltest du mit einem engen Freund sprechen.

Wenn du diese Nuancen kennst, kann das viel daran ändern, wie du mit Emotionen umgehst, wenn sie auftreten.

Erweitere deinen Wortschatz von Emotionen, um die Nuancen in emotionalen Zuständen besser zu verstehen und besser auf sie reagieren zu können.

Führe ein Stimmungstagebuch

Ein Stimmungstagebuch oder eine App zur Stimmungserfassung können wichtige Hilfsmittel sein, um deine Gefühle langfristig besser zu verstehen und zu bewältigen. Dabei werden alle Emotionen, Gedanken und Erfahrungen in deinem Tagesverlauf dokumentiert.

Auf diese Weise kannst du Auslöser-Reaktions-Muster erkennen, sobald sie in deinem Alltag auftreten. Zu verstehen, welche Auslöser deine Stimmung beeinflussen, kann für die Selbstfindung von unschätzbarem Wert sein und einen persönlichen Fahrplan für eine bessere Antizipation und den Umgang mit negativen Emotionen bieten.

Du kannst digitale Tools und Apps zur Stimmungsaufzeichnung verwenden oder einfach ein Stimmungstagebuch führen, das du auf deinen Schreibtisch legst und in das du jeden Tag etwas schreibst.

Und so könnte ein Stimmungstagebuch aussehen:

- **Schreibe jeden Tag auf, wie du dich fühlst, idealerweise immer zur gleichen Zeit.** Versuche, genau zu sein. Vermeide allgemeine Begriffe wie »gut« oder »schlecht«, und benenne stattdessen spezifische Emotionen: ängstlich, frustriert, aufgeregt, zufrieden usw. Du kannst deinen Tag auch auf einer Skala von eins bis zehn bewerten.
- **Notiere sämtliche wichtigen Ereignisse oder andere Faktoren, die deine Stimmung beeinflussen könnten:** Menschen, mit denen du kürzlich interagiert hast, Schlaf-/Essgewohnheiten, Ereignisse bei der Arbeit, das aktuelle Wetter usw.
- **Denk mindestens einmal pro Woche über deine Einträge nach.** Versuche, eine Routine zu entwickeln, bei der du die vergangene Woche Revue passieren lässt: vielleicht jeden Sonntagabend vor dem Schlafengehen oder nach dem Aufwachen am Montagmorgen. Achte auf Muster und Auslöser (sowohl ne-

gative als auch positive), die häufig zu ähnlichen Stimmungen führen.

Sobald du eine ausreichende Menge an Informationen dokumentiert hast, kannst du das Tagebuch oder die App verwenden, um auf der Grundlage dessen, was du gelernt hast, Änderungen in deinem Leben vorzunehmen. Verbringe mehr Zeit mit Menschen oder Aktivitäten, die deine Stimmung verbessern. Entwickle Strategien, die dir dabei helfen, besser mit negativen Auslösern umzugehen oder sie zu bewältigen.

Du kannst dieses Tagebuch auch dazu verwenden, die positiven Veränderungen zu feiern, die du im Laufe der Zeit erreichst. Es ist eine weitere Möglichkeit, sich selbst besser kennenzulernen – Bereiche, in denen Verbesserungen notwendig sind, und Bereiche, auf die man stolz sein kann.

Empfindlichkeit gegenüber Zurückweisung

Ein Gefühl, das Menschen mit ADHS zutiefst trifft, ist das Gefühl der Zurückweisung oder Kritik. Unsere Reaktion darauf kann oft – unterbrich mich, wenn du das schon mal gehört hast – ziemlich extrem sein.

Scheinbar aus dem Nichts heraus fühlt man sich plötzlich so tief beleidigt, verraten und verletzt, dass man nicht weiß, was man mit sich anfangen soll. Viele explodieren und schlagen wütend oder verzweifelt um sich. Andere brechen in Tränen aus oder machen dicht.

Wenn das passiert, hat man nicht einmal Zeit zum Nachdenken. Die Wirkung ist so plötzlich, dass man nur auf den schmerzhaften Schlag der Ablehnung reagiert.

Denjenigen, die nicht wissen, was passiert, können deine Reaktionen verwirrend oder unerklärlich erscheinen. Sie könnten zum Beispiel folgendermaßen reagieren:

»Du hast aber eine kurze Zündschnur!«
»Du bist zu empfindlich.«
»Du regst dich über jede Kleinigkeit auf.«

Wenn jemand ständig auf eine so extreme Art und Weise reagiert, kann es sein, dass die Person an einer Form von emotionaler Dysregulation leidet, die als Rejection Sensitivity (RS) oder Rejection Sensitive Dysphoria (RSD) bezeichnet wird. Dieser von Dr. William

Dodson eingeführte Begriff bezieht sich auf die starke emotionale Reaktion, die durch ein Gefühl der Zurückweisung oder des Liebesentzugs ausgelöst werden kann. Dieses Gefühl kann so stark sein, dass es einen in einen Zustand intensiver negativer Emotionen bis hin zur Panik versetzt.

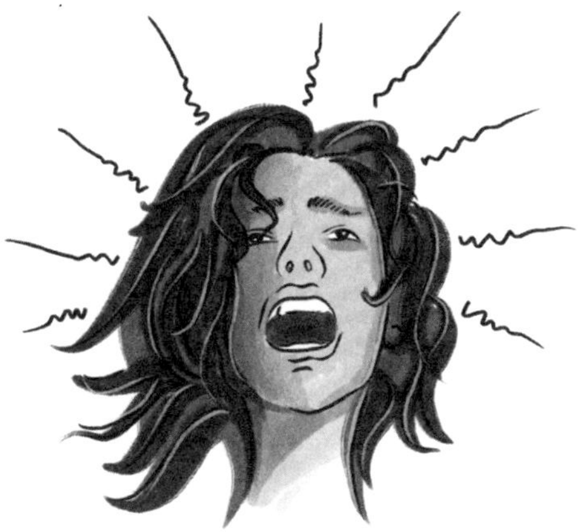

Obwohl RSD kein offiziell anerkanntes ADHS-Symptom ist, identifizieren sich viele in der ADHS-Gemeinschaft (ich selbst eingeschlossen) stark mit dieser Charakterisierung unserer Empfindungen, sodass der Begriff weithin Anklang findet.

Wenn man an ADHS leidet und das Gefühl hat, abgelehnt zu werden, geht einem das sehr nahe, und man reagiert entsprechend. Oftmals wirkt diese Reaktion auf andere unangemessen und zu extrem, aber sie entspricht der Intensität unserer inneren Gefühle. Die

Reaktion ist intensiv, weil das Gefühl intensiv ist! Manche empfinden Ablehnung wie einen körperlichen Schmerz.

Dies führt dazu, dass manche Menschen zu »Ja-Sagern« oder Strebern werden. Sie haben schreckliche Angst vor dem Schmerz durch Zurückweisung und konzentrieren daher all ihre Energie darauf, eine kugelsichere Fassade aufzubauen. Oder sie gehen sozialen Situationen aus dem Weg, um jede Gelegenheit zu vermeiden, in einem negativen Licht gesehen zu werden.

Zurückweisungsangst kann auch als eine Art sozialer Phobie betrachtet werden. Man gibt Hobbys oder andere Aktivitäten auf, die man liebt. Man gibt persönliche Ziele auf. Die Welt der Betroffenen schrumpft.

Strategien für einen produktiveren Umgang mit Ablehnung

Wir können die Intensität unserer Rejection Sensitivity zwar nicht einfach ausschalten, aber wir können lernen, angemessener zu reagieren, wenn sie auftritt. Hier sind einige Strategien für den Umgang mit Zurückweisungsempfindlichkeit.

Nimm dir eine Auszeit

Glücklicherweise lässt das Gefühl der Rejection Sensitive Dysphoria (RSD) – obwohl es extrem intensiv ist – oft schnell nach. Man kann also während einer Episode daran denken, dass es vorübergehen wird. Am besten funktioniert das, indem man Zurückweisungsempfindlichkeit zu erkennen und zu benennen lernt.

Früher habe ich zu einer Person, von der ich mich abgelehnt fühlte, tatsächlich laut gesagt: »Ich bin gerade total sauer, aber ich glaube, das ist Rejection Sensitive Dysphoria. Können wir eine Pause machen und in zwanzig Minuten darauf zurückkommen?«

Das habe ich mit zusammengebissenen Zähnen hervorgebracht, denn meine Wut war ECHT. Das Gefühl in mir war authentisch und intensiv! Aber mit der Zeit lernte ich schließlich zu erkennen, dass die Quelle dieser Emotion, nämlich das, was die andere Person gesagt hatte, nicht so extrem war, wie ich in diesem Moment glaubte.

Wenn man etwas Abstand gewinnt, kann man eine Situation besser einschätzen.

Erinnere dich an eure bisherige Beziehung

Wenn du eine starke oder beunruhigende Reaktion auf etwas spürst, was jemand gesagt hat, besteht eine weitere nützliche Strategie darin, dich an das bisherige Verhältnis zwischen dir und dieser Person zu erinnern.

Frage dich:

- »Ist es angesichts meiner bisherigen Beziehung zu dieser Person wirklich plausibel, dass sie mich absichtlich so hintergeht, wie ich mich jetzt hintergangen fühle?«
- »Vertraue ich dieser Person?«
- »Hat diese Person vielleicht nur einen schlechten Tag?«
- »Habe ich vielleicht nur einen schlechten Tag?«

Dabei komme ich aufgrund meiner bisherigen Erfahrungen mit der betreffenden Person oft zu dem Schluss, dass sie mir vermutlich nicht wehtun will. Es hilft, bei den meisten Menschen von den besten Absichten auszugehen – insbesondere bei denen, zu denen wir schon lange eine positive Beziehung haben.

Das macht deine momentane Erfahrung nicht weniger real oder weniger schmerzhaft. Aber es kann dir helfen, wieder die richtige Perspektive einzunehmen (erkennst du ein Muster?) und dir klarzumachen, dass die andere Person nicht die Absicht hatte, dir Schmerz zuzufügen.

Wenn es zu einem Konflikt mit einer anderen Person kommt, tritt einen Schritt zurück, und denk an eure bisherige Beziehung, um zu überprüfen, ob deine schlimmen Befürchtungen wirklich Sinn ergeben. (Kleiner Tipp: Wahrscheinlich nicht.)

Wie Scham das Denken verzerrt

Menschen mit ADHS werden oft von ihren Schamgefühlen schier erdrückt.

Wenn man viele Jahre lang die Erwartungen anderer nicht erfüllt hat, kann sich ein tief verwurzeltes Schamgefühl entwickeln, das einen täglich begleitet und aufflammen kann, sobald man einen kleinen Fehler macht, das Falsche sagt oder ein wichtiges Detail vergisst. Wenn es zuschlägt, denkt man: »Wenn ich mich nur mehr angestrengt hätte, wäre das nicht passiert.«

Als Kind konnte man sich nicht erklären, warum man in den Augen seiner Mitmenschen so oft etwas falsch zu machen schien. Aber es kam immer wieder vor. Irgendwann fing man an, sich auch für alles Mögliche zu entschuldigen, an dem man gar nicht schuld war. Man nahm die Verantwortung für Fehler auf sich, von denen man nicht einmal wusste, dass man sie begangen hatte.

Vielleicht kennst du solche harschen Vorwürfe wie:

- »Warum hast du das so gemacht?«
- »Was ist los mit dir?«
- »Bist du dumm, oder was?«

Vielleicht bekommst du sie bis heute zu hören, oder du hörst ihr Echo aus deiner Erinnerung, sodass sie dich immer wieder aufs Neue demütigen.

Die Scham, die diese Stimmen auslösen, ist besonders brutal, weil sie uns weiter auf einen Weg der Einsamkeit führt. Wir geben uns oft selbst die Schuld für den Schmerz, den wir empfinden, und versuchen daher, ihn vor anderen zu verbergen, aus Angst, dass uns noch mehr Schmerzen zugefügt werden.

Mit unseren Gedanken allein gelassen, neigen wir noch stärker dazu, negative Gedanken zu wälzen und uns letztendlich selbst zu sabotieren. Wenn auch nur eine Kleinigkeit schiefgeht, setzt ein nur allzu vertrauter Mechanismus ein: Wir geraten in eine negative Schamspirale, die jeden Gedanken mit immer mehr Negativität auflädt, welche sich zu einer Lawine von Selbstzweifeln ausweitet:

»Ich habe einen Fehler gemacht.«
»Das war dumm.«
»Ich mache jedes Mal den gleichen Fehler.«
»Warum bin ich so ein Versager?«
»Die anderen werden mich für dumm halten.«
»Wahrscheinlich bin ich dumm.«
»Vielleicht sollte ich kündigen.«
»Ich bin sowieso nutzlos.«

Dabei wirbeln in der Schamspirale lauter Lügen herum. Sie macht uns weis, dass wir eine Last sind oder es nicht verdienen, glücklich zu sein. Das Hochstapler-Syndrom macht sich wieder bemerkbar, diesmal mit voller Wucht, und man ignoriert alle Beweise für das Gegenteil (d. h. die Realität).

Selbst wenn wir die Wahrheit dessen, was wirklich geschieht, anerkennen, können wir nur allzu leicht wieder in diese Schamspirale geraten, sobald etwas schiefgeht. Sie kann durch das geringste Wort oder sogar nur einen Blick ausgelöst werden. Zusammengekniffene Augen, die zu sagen scheinen: »Was ist los mit dir?«, können einen mir nichts, dir nichts in die Spirale stürzen.

Für uns ist das vertrautes Terrain, das nur schwer zu meiden ist. Doch glücklicherweise gibt es Auswege.

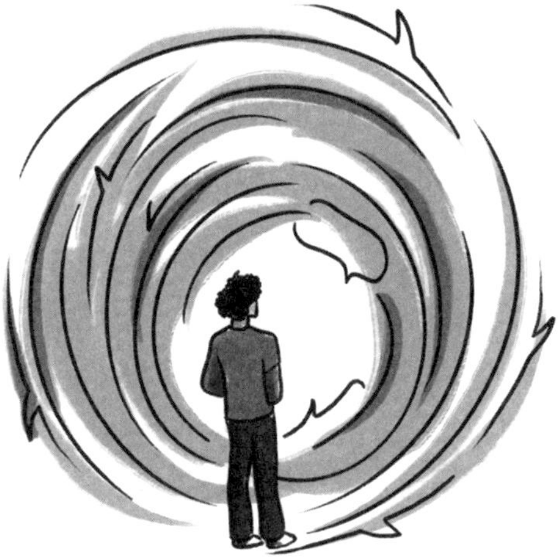

Strategien, um aus der Spirale auszubrechen

Finde deine Reset-Taste

Wenn dich die Schamspirale erfasst, kann sie überwältigend sein. Wir verlieren das Gefühl dafür, wer wir sind. Sie unterminiert unsere Identität.

Du musst einen Weg finden, dich in deinen Ausgangszustand zurückzuversetzen und dich wieder darauf zu besinnen, wer du wirklich bist.

Das könntest du zum Beispiel versuchen, indem du etwas tust, was dich emotional aufbaut. Dazu eignen sich z. B. Achtsamkeit, Yoga, Meditation, ein heißes Bad, ein Spaziergang, das Spielen mit einem Haustier, die Umarmung eines Freundes oder einer Freundin, Lesen usw.

Was dir hilft, um wieder zu dir zu kommen, liegt ganz an dir. Oft ist etwas besonders wirksam, was dir früher schon gutgetan hat und woran du nostalgische Erinnerungen hast. Vielleicht hast du als Kind mit deinem Vater Actionfilme aus den 1990er-Jahren geschaut, oder Gartenarbeit hilft dir, wieder mit dir in Einklang zu kommen. Finde heraus, was du selbst tun kannst, um dein Selbstwertgefühl zu stärken.

Schreibe deine Gedanken und Gefühle auf

Indem du dir die Zeit nimmst, deine Gefühle in Worte zu fassen, kannst du es womöglich vermeiden, wieder einmal in die vermaledeite Spirale zu geraten, und dir die dringend benötigte Klarheit über deine Situation verschaffen. Dazu brauchst du nichts weiter als ein Notizbuch, und dann nimmst du dir zwanzig Minuten Zeit, um frei von der Leber weg aufzuschreiben, was dir deine innere Stimme weiszumachen versucht. Versuche, dabei ihren Lügen auf die Spur zu kommen und dir vor Augen zu halten, wie es sich in Wirklichkeit verhält.

Nur allzu leicht schenkt man dem Glauben, was einem die Stimmen im Kopf zuflüstern, aber wenn man es zu Papier bringt, kann man auf Distanz dazu gehen und diese vermeintlichen Wahrheiten objektiver bewerten, quasi als Beobachter. Das kann dir dabei helfen, die negativen Gedanken zu identifizieren, die in Endlosschleife laufen, und dir bewusst zu machen, dass es Zeit ist, sie zu unterbrechen.

Kümmere dich um deine Grundbedürfnisse

In der Hektik des Alltags vergisst man leicht, gut für sich selbst zu sorgen. Doch wenn wir unsere Grundbedürfnisse vernachlässigen, können sich negative Gefühle verstärken, und wir geraten umso leichter in eine Spirale der Scham. Es ist wichtig, daran zu denken, sich um sich selbst zu kümmern.

Trink viel Wasser, dusche regelmäßig, beweg dich ausreichend, iss nahrhafte Mahlzeiten und gönn dir genügend Ruhe. Auch wenn diese Maßnahmen grundlegend erscheinen mögen – was sie tatsächlich sind –, haben sie einen immensen Einfluss auf dein Wohlbefinden. Aber wenn du nicht aufpasst, geraten sie leicht ins Hintertreffen.

Deine Grundbedürfnisse zu erfüllen, ist von entscheidender Bedeutung für deine mentale Gesundheit und deinen Allgemeinzustand.

Impulsivität und Hemmung

Viele Menschen mit ADHS werden von Impulsen geleitet. Sie handeln unüberlegt, hüpfen vom Sprungbrett, ohne vorher hinunterzuschauen, kaufen Dinge, die sie sich nicht leisten können, und gehen Verpflichtungen ein, obwohl sie einen vollen Terminkalender haben. Sie treffen spontane Entscheidungen und bereuen sie später.

Wir tun all dies, weil wir die Konsequenzen dieser Handlungen in dem Moment nicht vorhersehen können. Unsere Entscheidungen fühlen sich nicht unüberlegt oder dumm an, sondern notwendig. Sie haben eine gewisse Dringlichkeit.

Unser eingeschränktes Gespür für Konsequenzen aus der Vergangenheit trägt dazu bei, dass wir diese Entscheidungen oft uninformiert treffen. Wir handeln so schnell, dass wir nicht ausreichend darüber nachdenken, wie ähnliche Situationen in der Vergangenheit ausgegangen sind.

Schwierigkeiten mit dem Gedächtnis und der Zeiteinschätzung beeinträchtigen ohnehin schon deine Fähigkeiten zum Rückblick und zur Voraussicht. Wenn du dann auch noch unter mangelnder Impulskontrolle leidest, verschlimmerst du die Situation oft noch, indem du so überstürzt agierst, dass du nicht mal deinen eingeschränkten Blick in Vergangenheit und Zukunft in deine Entscheidungen einfließen lässt.

Ohne es zu merken, sabotierst du dich selbst durch bedauerliche Entscheidungen und Verpflichtungen, die nicht mehr geändert oder rückgängig gemacht werden können.

Strategien zur Bewältigung von Impulsivität

Unsere Impulse können uns in Schwierigkeiten bringen und tun dies oft auch. Hier sind einige Strategien, um besser mit ihnen umzugehen, damit du überlegtere und durchdachtere Entscheidungen treffen kannst.

Gewinne etwas Zeit

Es ist extrem schwierig, einem Impuls zu widerstehen. Anstatt also zu versuchen, sich unmittelbar dagegen zu wehren, ist es oft besser, sich Zeit zu verschaffen. Zum Beispiel könntest du dir eine alternative Handlungsmöglichkeit überlegen. Das gibt dir die Möglichkeit, die Situation aus einer gewissen inneren Distanz heraus zu betrachten und produktiver abzuwägen.

Wenn du spürst, dass sich eine starke emotionale Reaktion aufstaut, versuche, etwas wie »Hmm, lassen Sie mich kurz darüber nachdenken« zu sagen, oder vielleicht »Geben Sie mir bitte eine Minute Bedenkzeit«. Du kannst dir sogar die Hand vor den Mund halten, so als würdest du über deine Antwort nachdenken.

Das Ziel besteht darin, deinen Impuls umzulenken und die Energie von einer negativen, emotional motivierten Reaktion abzuleiten.

Aus Fehlern lernen

Wenn du die Möglichkeit dazu hast, versuche, dich daran zu erinnern, was zuvor schon einmal in einer solchen Situation passiert ist. Wenn du impulsiv handelst und etwas tust, was du hinterher bereust, denkst du oft: »Warum tue ich mir das immer wieder an?« Oder: »Oh nein, jetzt muss ich wieder den Schlamassel aus der Welt räumen und mich entschuldigen.«

Natürlich ist es leichter gesagt als getan, eine Pause einzulegen, um daran zu denken, wie eine Situation beim letzten Mal ausgegangen ist. Aber es lohnt sich trotzdem, sich selbst bei (großem) innerem Widerstand zu fragen: »Ist so etwas schon einmal passiert? Wie habe ich reagiert? Was war das Ergebnis? Sollte ich dieses Mal etwas anders machen?«

Experimentiere mit einem neuen Ansatz und einer anderen Reaktion auf eine Situation, bis du herausgefunden hast, was für dich am besten funktioniert, und wenn es nicht mehr klappt, fang von vorne an.

Überblick über die Emotionsstrategien

Erstelle eine »Smile-Datei«: Erstelle eine Datei mit positiven Emotionen, in der du Erfolge und Errungenschaften festhältst, auf die du dich beziehen kannst, und ersetze deinen negativen Soundtrack durch unbestreitbare Beweise für deine Leistungen.

Erweitere dein Gefühlsvokabular: Erweitere deinen Gefühlswortschatz, um die Nuancen der einzelnen Emotionen besser zu verstehen und angemessener auf sie reagieren zu können.

Führe ein Stimmungstagebuch: Wenn du ein Tagebuch oder eine App verwendest, um Stimmungsschwankungen festzuhalten und anschließend darüber nachzudenken, wirst du besser verstehen, was in deinem Leben vor sich geht, und dich emotional weiterentwickeln.

Nimm dir eine Auszeit: Indem du für einen Moment auf Distanz gehst, kannst du eine stressige Situation aus einer gesünderen Perspektive heraus betrachten.

Erinnere dich an eure bisherige Beziehung: Wenn es zu einem Konflikt mit einer Person kommt, tritt einen Schritt zurück. Denk daran, wie deine Beziehung zu dieser Person bisher war, und überlege, ob deine heftige unmittelbare Reaktion wirklich angemessen ist.

Finde deine Reset-Taste: Finde heraus, was dir hilft, dich zu stabilisieren und dein Selbstwertgefühl aufzuladen.

Schreibe deine Gedanken und Gefühle auf: Tagebuchschreiben kann Klarheit schaffen und dir helfen, negative Denkmuster zu erkennen, indem es dir ermöglicht, deine Emotionen aus einer kritischeren Distanz heraus zu betrachten.

Kümmere dich um deine Grundbedürfnisse: Die Befriedigung grundlegender Bedürfnisse ist für deine psychische Gesundheit und dein allgemeines Wohlbefinden von entscheidender Bedeutung.

Gewinne etwas Zeit: Widerstehe impulsiven Reaktionen, indem du dir Zeit verschaffst, damit du deine Entscheidung aufgrund deiner bisherigen Erfahrung und im Hinblick auf die Zukunft überdenken und abwägen kannst.

Lerne aus Fehlern in der Vergangenheit: Denk über vergangene Situationen nach, um zu vermeiden, dass du dieselben Fehler noch einmal machst.

Die Zukunft von ADHS

Trotz der Herausforderungen, die ich in diesem Buch beschrieben habe, bin ich davon überzeugt, dass die Zukunft für Menschen mit ADHS vielversprechend aussieht.

Da sich unser Verständnis dieser Störung mehr und mehr erweitert und immer mehr Menschen mit bisher nicht diagnostizierter ADHS eine korrekte Diagnose erhalten, ändert sich auch die Art des Umgangs. Die Bedeutung der Neurodiversität wächst, und die Vorstellung, dass es eine Vielzahl unterschiedlicher Gehirne mit einzigartigen Stärken und Fähigkeiten gibt, wird zunehmend akzeptiert.

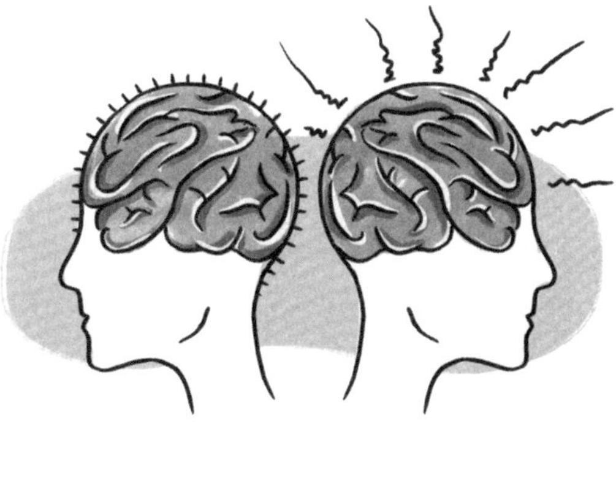

Traditionell lag der Schwerpunkt der ADHS-Forschung vor allem auf Defiziten und der Frage, was bei Menschen mit ADHS »nicht stimmt« und wie die »Störung« korrigiert werden könne. Heute konzentrieren sich jedoch viele ADHS-Forschende auf stärkenbasierte Ansätze und die positiven Aspekte von ADHS.[11] Wir erleben, dass immer mehr Menschen ADHS als eine einzigartige und positive Art des Denkens und Seins annehmen, trotz aller Herausforderungen.

Entscheidend ist jedoch der bewusste Umgang damit. Wenn man versteht, wie sein Gehirn funktioniert, kann man dieses Wissen zu seinem Vorteil nutzen. Man kann seine Stärken ausnutzen und Mittel und Wege finden, produktiver, kreativer und erfolgreicher im persönlichen und beruflichen Leben zu sein.

Es kostet Zeit und Mühe, sein Denken auf diese Weise neu auszurichten, aber du hast bereits den ersten Schritt getan, indem du dieses Buch gelesen hast. Du hast jetzt ein besseres Verständnis von ADHS und davon, wie es sich auf dein Leben auswirkt. Du verfügst über Kenntnisse und Strategien, die du nutzen kannst, um positive Veränderungen in deinem Leben herbeizuführen.

Ich weiß, dass ADHS manchmal schwierig, frustrierend und erdrückend sein kann. Es kann sich anfühlen, als würde die Last der Welt auf dir ruhen und dein Gehirn würde einfach nicht so funktionieren, wie du es dir wünschst. Aber es ist wichtig zu wissen, dass das, was du durchmachst, nicht deine Schuld ist. Du bist nicht faul, dumm oder egoistisch. Du hast einfach ein Gehirn, das auf eine andere Art und Weise funktioniert als das neurotypischer Menschen. Ein Gehirn, das zu Unglaublichem fähig ist, wenn man erst einmal verstanden hat, wie man mit ihm arbeitet.

Denk daran, dass du das Leben anderer beeinflusst und dass du es selbst in der Hand hast, die Veränderungen herbeizuführen, die du dir wünschst. Du kannst zum Beispiel für die Akzeptanz von ADHS und Neurodiversität eintreten und anderen dabei helfen, die Funktionsweise ihres Gehirns zu schätzen und sowohl die Stärken als auch die Herausforderungen, mit denen sie konfrontiert sind, anzunehmen. Du kannst ein Vorbild sein, eine Person, die mit ADHS ein besseres Leben führt.

Die Zukunft für Menschen mit ADHS ist hoffnungsvoll.

Willt du ein Teil dieser Zukunft sein?

Schlussbemerkungen

Vielen Dank, dass du dieses Buch gelesen hast. Ich hoffe, es hat dir geholfen, dich selbst oder einen geliebten Menschen besser zu verstehen. Wenn du dieses Buch hilfreich fandest, sag es weiter!

Es würde mir sehr viel bedeuten, wenn du eine Rezension hinterlassen könntest. Diese hilft wiederum anderen, sich für das Buch zu entscheiden, weil sie wissen, dass es lesenswert und nützlich ist. Vielen Dank im Voraus!

Gehe auf extrafocusbook.com/review, um deine Meinung zu äußern.

Eine weitere gute Möglichkeit, anderen zu helfen, besteht darin, dein Wissen über dieses Buch zu teilen. Poste ein Foto in den sozialen Medien, erzähle deinem Freundeskreis und deinen Verwandten davon, oder kaufe ein Exemplar und schenke es einer Person, von der du glaubst, dass sie Hilfe gebrauchen kann.

Falls du Fragen oder Kommentare hast, ob positive oder negative, würde ich mich freuen, wenn du sie mir mitteilen würdest. Kontaktiere mich unter
jesse@adhdjesse.com.

Nochmals vielen Dank!

Jesse J. Anderson

Dank

Ich möchte meinen Kindern Vera, Calvin und Maverick dafür danken, dass sie mich daran erinnern, dass das Leben Spaß machen, verrückt und voller Freude sein sollte. Und ein riesiges Dankeschön an meine Frau Danielle für die Liebe und die dringend benötigte Stabilität, die sie in unsere lustige, verrückte Familie bringt.

Danke an meinen Lektor Adam Rosen, der meinen Wortschwall in Empfang genommen und daraus etwas gemacht hat, was viel besser klingt (Anmerkung: Diesen Abschnitt hat er nicht zu Gesicht bekommen). Und danke an meinen Illustrator Nate Kadlac, der dieses Buch visuell zum Leben erweckt hat.

Danke an meine Eltern, die ihr Bestes gegeben haben, um mehrere Kinder mit ADHS großzuziehen – jetzt verstehe ich, wie schwierig das gewesen sein muss. Und danke an meine Schwiegereltern für ihre Unterstützung und Großzügigkeit.

Danke an Brandon Jeffries, den besten Freund, den man sich denken kann und den ich brauchte, um die Junior High School, die High School und alles darüber hinaus zu überleben.

Danke an Freda Carda, die mir geholfen hat, wieder laufen zu lernen, nachdem ich erfahren hatte, dass ich ADHS habe, und die mich zur Rede gestellt hat, wenn ich es brauchte.

Vielen Dank an die vielen Mitglieder der Online-ADHS- und Creator-Communitys, die mich willkommen geheißen, dieses Umfeld der Content-Erstellung ein wenig einladender gemacht haben und letztendlich dazu geführt haben, dass dieses Buch entstanden ist. Mein besonderer Dank geht an Andrew Nalband, Anna David, Aravind Balla, Barbara Luther, Becca Kerber, Ben Putano, Brittany S. Hochstetler, Brooke Schnittman, Carolee Flatley, Casey Neistat, Celz Alejandro, Chenell Basilio, Chris Achard, Chris Scott, Christian Genco, Claire Twomey, Connor DeWolfe, Courtney Carini, Damon Manley, Dani Donovan, Daniel Bustamante, David Sparks, Deniz Perry, Derek Sivers, Dickie Bush, Dusty Chipura, Cylan Redekop, Eric Tivers, Esther Nagle, Ev Chapman, Hannah Hobbs, Ian Tomlinson, Jay Miller, Jaye Lin, Jennifer Anderson, Jennifer Farley, Jens Lennartsson, Jeremy Finck, Jeremy Ginn, Jessica McCabe, Jon Surratt, Julia Mullins, Julia Saxena, Justin Lai, Karaminder Ghuman, Kate Brownfield, Katie Hughes, Kevin Shen, Khe Hy, Kyla Roma, Leah Leaves, Leanne Maskell, Leo Mascaro, Lindsay Guentzel, Marie Ng, Marie Poulin, Marc Koenig, Meredith Carder, Michele Hansen, Mikah Sargent, Mike Schmitz, Monica Lim, Natalia Peña, Nicolas Cole, Nicole Bulsara, Nik Nieblas, Olivia Silvana, Päivi But, Paulina Riviere, Pina Varnel, Rach Idowu, René Brooks, Rich Burroughs, Rob Fitzpatrick, Ron Capalbo, Rosie Sherry, Ryan Mayer, Samantha Demers, Samantha Postman, Sangeet Kar, Scotty

Jackson, Shannon Craver, Sharon Pope, Stephen Scott, Sylvester McNutt III, Tammy Burdick, Tina Mathams, Tish Gentile, Todd Ellis, Tracy Winchell, Trina Haynes, Yina Huang und viele mehr.

Vielen Dank an meine ersten Test-Leserinnen und -Leser, die das Buch zu dem gemacht haben, was es heute ist. Dieses Buch wird dank eures frühen Feedbacks und eurer Unterstützung umso mehr Menschen helfen! Mein besonderer Dank gilt AJ Harman, Aleksey Tentler, Andrea Karlin, Anthony Farruggia, Billy Adams, Brad Niskanen, Carla Carducci, Cathy Buck West, Cyndee Mitchell, David Cameron, Enrique del Perpetuo Socorro Marín García, Fara Grim, Guide Fari, J. Adam Hoving, Jens Hillmann, Joey Harris, Kate Farah, Kelly Berry, Kenny Whitelaw-Jones, LaTeisha Moore, Lexi Webster, Linda Eskin, Maria Neubauer, Martha Rubiano, María del Rocío Varela Martín, Matthew B. Brandabur, Michael Pichan, Milo Frazier, Paula Cayuela Vela, Puja Teli, Reanna Szeszol, Rohan Gayen, Ryan Bradford, Sam Purgavie, Sneha Jha, Tré Ammatuna, Tushar Joshi, Victoria Penn und vielen mehr.

Danke an alle, die ich vergessen habe. Wenn ihr meint, ihr hättet hier stehen sollen, habt ihr wahrscheinlich recht. Ups!

Und schließlich danke ich Mrs. Myking, die an mich geglaubt hat.

Über den Autor

JESSE J. ANDERSON lebt derzeit mit seiner Frau und seinen drei Kindern in Puyallup, WA. Er ist Autor, Redner, Coach, ADHS-Aktivist und *Maker of things.*

Bei Jesse wurde ADHS diagnostiziert, als er sechsunddreißig war, und er schreibt über seine Erkenntnisse und Erfahrungen mit ADHS im wöchentlichen Newsletter Extra Focus (extrafocus.com), der zahlreichen Leserinnen und Lesern dabei hilft, sich auf ihrer eigenen ADHS-Reise zu orientieren oder ihre Angehörigen besser zu verstehen. Er ist bekannt für seine humorvollen, nachvollziehbaren und aufschlussreichen Beiträge über ADHS unter @adhdjesse und wurde in Publikationen wie *Today* und *Huff Post* veröffentlicht.

Er versucht immer noch, sein »Potenzial« auszuschöpfen, aber dieses Buch zu schreiben, war ein guter Anfang. Wenn du seinen Führerschein in diesem Buch findest, gib ihn bitte zurück.

Möchtest du wöchentliche Ratschläge über ein besseres Leben mit ADHS?

Gehe auf extrafocus.com und abonniere den (englischsprachigen) Newsletter.

Anmerkungen

1. Weltweite Prävalenz. Sayal K, Prasad V, Daley D, Ford T, Coghill D. ADHD in children and young people: prevalence, care pathways, and service provision. Lancet Psychiatry. 2018 Feb;5(2):175-186. doi: 10.1016/S2215-0366(17)30167-0.
2. A. Brzezińska, M. Borowiecka, M. Zając, K. Warchoł und W. Michniak, »ADHD in women – a review«, *Journal of Education, Health and Sport* 11, no. 9 (September 2021): 491–496. http://dx.doi.org/10.12775/JEHS.2021.11.09.063.
3. In Deutschland wird zwar ein anderes Diagnosemanual verwendet (ICD-10), in dem diese Subtypen nicht enthalten sind; die deutschen Leitlinien für die Diagnostik und Behandlung der ADHS beziehen sich jedoch teilweise auf das DSM-5, zum Beispiel in Bezug auf diese drei Subtypen.
4. Diese Aspekte sind auch in der für Deutschland maßgeblichen ICD-10 nicht abgebildet.
5. Jessica McCabe ist eine ADHS-Aktivistin, Kreatorin des YouTube-Kanals *How to ADHD* und Autorin von *How to ADHD: An Insider's Guide to Working with Your Brain (Not Against It).*
6. Christian Mette, »Time Perception in Adult ADHD: Findings from a Decade – A Review«, *International Journal of Environmental Research and Public Health 20*, no. 4 (February 2023): 3098 https://doi.org/10.3390/ijerph20043098.
7. René Brooks ist eine ADHS-Aktivistin, Rednerin und Kreatorin von *Black Girl, Lost Keys*, einem Blog, der Women of Colour mit ADHS ermutigt und ihnen zeigt, wie sie mit der Störung gut leben können.
8. Dieser Vorschlag stammt von KC Davis. Sie ist Therapeutin, Rednerin, Aktivistin für mentale Gesundheit und Autorin von *Kopf über Wasser im Alltagschaos* (dtv, 2022).
9. Mareike Altgassen, Anouk Scheres und Marc-Andreas Edel, »Prospective memory (partially) mediates the link between ADHD symptoms and procrastination«, ADHD *Attention Deficit and Hyperactivity Disorders* 11 (2019): 59–71. doi:10.1007/s12402-018-0273-x.
10. Dies basiert nicht auf einer Studie, sondern ist eine plausible Schätzung von Michael S. Jellinek, MD, Professor für Psychiatrie und Pädiatrie an der Harvard Medical School. Die Schätzung geht davon aus, dass ein Kind mit ADHS während der Schulzeit durchschnittlich dreimal pro Stunde eine negative oder korrigierende Aussage von einer Lehrkraft hört.
11. Jessica Agnew-Blais und Giorgia Michelini, »Taking stock of the present and looking to the future of ADHD research: a commentary on Sonuga-Barke et al. (2023)«, *Journal of Child Psychology and Psychiatry* 64, no. 4 (April 2023): 533–536. https: /doi.org/10.1111/jcpp.13758